U0335909

姜宏颈腰痛临证经验撷英

主　编

刘锦涛　俞鹏飞　马智佳　潘　军

主　审

姜　宏

上海科学技术出版社

图书在版编目（CIP）数据

姜宏颈腰痛临证经验撷英 / 刘锦涛等主编. -- 上海：
上海科学技术出版社，2025. 3. -- ISBN 978-7-5478
-7020-4

Ⅰ. R274.915

中国国家版本馆CIP数据核字第2025AT2662号

本书出版由江苏省名中医（姜宏）工作室、苏州市（姜宏）劳模创新工作室、南京中医药大学腰椎间盘突出症专病研究院项目基金（NO.LCZBYJYZZ2024-007）支持，并得到国家自然科学基金（NO.82374220、NO.82474529、NO.82405427、NO.82074467）、江苏省自然科学基金（BK20241802）、江苏省卫生健康委员会面上项目（NO.H2023059）、江苏省中医药领军人才培养项目（SLJ0310）、江苏省中医药科技发展计划项目（NO.YB2020058）、江苏省中医药管理局项目（NO.QN202222、MS2022080、SLJ0310）、苏州市科学技术局项目（NO.LCZX202113、SYWD2024309、SKY2023066）、第十一批姑苏卫生人才项目（领军人才、青年拔尖人才）资助。

姜宏颈腰痛临证经验撷英

主编　刘锦涛　俞鹏飞　马智佳　潘　军

上海世纪出版（集团）有限公司
上海科学技术出版社　出版、发行
（上海市闵行区号景路159弄A座9F-10F）
邮政编码201101　www.sstp.cn
上海展强印刷有限公司印刷
开本　787×1092　1/16　印张　8.5
字数　120千字
2025年3月第1版　2025年3月第1次印刷
ISBN 978-7-5478-7020-4/R·3189
定价：128.00元

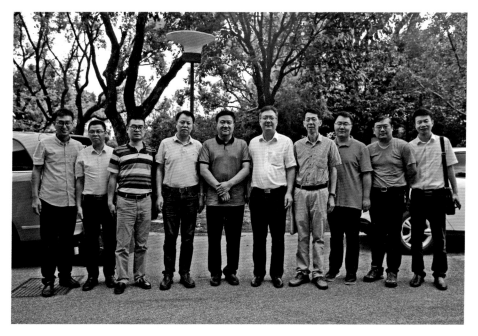

苏州市中医医院引进中国中医科学院朱立国教授团队（2018 年 8 月）

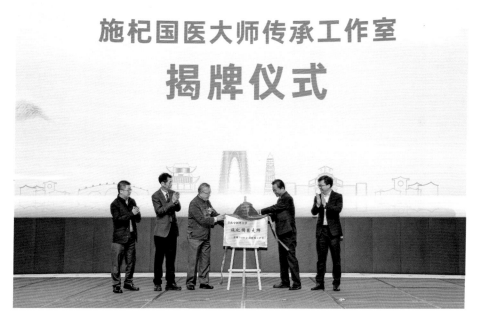

施杞国医大师苏州市中医医院传承工作室揭牌仪式（2024 年 11 月）

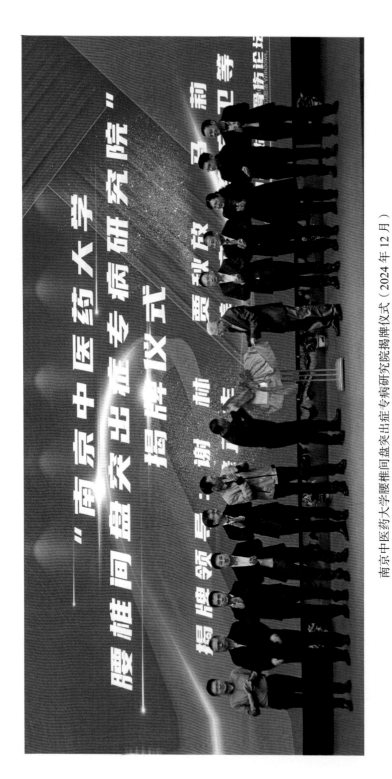

南京中医药大学腰椎间盘突出症专病研究院揭牌仪式（2024 年 12 月）

内容提要

本书为江苏省名中医姜宏治疗颈腰痛的临证经验集，介绍了姜宏的学术观点、临证经验、独特方药等，并通过典型验案展示了治疗颈腰痛的诊断方法、辨病辨证思路、用药特点，从一个侧面印证了姜宏的学术观点与临诊经验，对中西医临床工作者、研究生、本科生及中医爱好者有一定的借鉴和参考价值。

编委会名单

主　编

刘锦涛　俞鹏飞　马智佳　潘　军

副主编

沈学强　吴黎明　李晓春

编　委

（按姓氏笔画排序）

王志强	朱意成	刘冠虹	许苏梁	许耀丰	孙　柳
孙一夫	严　铮	李子航	李亚浩	李庆祥	李孝容
来琪龙	沈　潇	陈　涛	林　顺	周　曼	赵家臻
骆　川	袁诚啸	顾庚国	徐楷洋	唐振宇	龚冠亦
常文杰	游沛杰	路雨凯	戴宇祥	鞠少寒	檀　振

主　审

姜　宏

姜宏简介

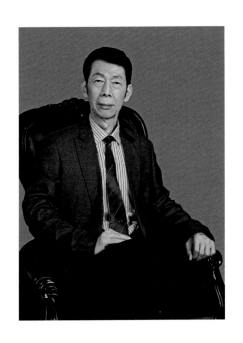

　　姜宏，医学博士，主任中医师（二级），教授，博士生导师，江苏省名中医。

　　国家卫生健康委员会全国重点临床专科——苏州市中医医院骨伤科学科带头人，享受国务院特殊津贴专家，全国五一劳动奖章获得者，全国卫生系统先进工作者，中央精神文明建设指导委员会办公室和国家卫生健康委员会共同授予的"中国好医生"称号获得者，江苏省有突出贡献中青年专家，江苏省优秀科技工作者，江苏省老中医药专家学术经验继承工作指导老师，江苏省中西医结合学会骨伤科专业委员会荣誉主任委员。

澳大利亚北悉尼医疗运动中心（梅特私立医院）[North Sydney Medical Sport Center（Mater Private Hospital）]和德国汉堡 Endo-Klinik 医院访问学者。

临床主要侧重于脊柱、关节疾病和创伤的中西医结合治疗与手术治疗。先后主持国家自然科学基金面上项目 2 项，出版临床专著 5 部，以第一完成人获得中国中西医结合学会科学技术奖二等奖、中华中医药学会科学技术奖–学术著作奖二等奖、江苏省科学技术奖二等奖、江苏省医学引进新技术奖一等奖等奖励。

主编简介

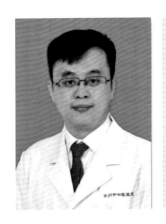

      刘锦涛，主任中医师，博士生导师，博士后指导老师。江苏省中医药领军人才，江苏省第四批名老中医药专家传承工作室负责人，苏州市中医医院骨伤科副主任（主持工作）。

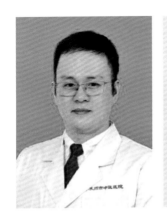

      俞鹏飞，主任中医师，硕士生导师。江苏省青年医学重点人才，江苏省"333工程人才"培养对象，苏州市中医医院骨伤科青年文明号号长，骨伤科脊柱一病区副主任。

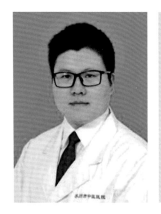

马智佳，副主任中医师，硕士生导师。江苏省中医药青年科技人才，江苏省"333工程人才"培养对象，苏州市"姑苏医星"卫生人才，苏州市中医医院骨伤科秘书。

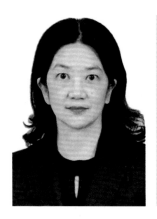

潘军，思想政治工作研究员。曾任苏州市中医医院党委副书记，现任苏州市中医医院苏州市吴门医派研究院文化与发展部主任。

治学不为媚时语
（代序言）

2025 年迎新之际，我在审读《姜宏颈腰痛临证经验撷英》之余，引发了一点思考。

是书是我的学生们利用他们业余时间总结老师临证经验的小册子。作为跟师笔记，学生们记录了我用气血理论、络病理论诊治颈腰椎病的临床经验，并选择部分典型案例进行整理归纳，凝炼提升，编著成集，当然不乏"拔高赞美"之处。虽有汗颜之感，但出于支持和鼓励，对此我并未多作删改，旨在保留学生们尚存的那份青涩。

有道是"治学不为媚时语，独寻真知启后人"。书中录下了我的一点临证经验。什么叫经验？我以为，经验既来自成功心得，也来自失败教训，两者兼而有之，经验还定有坐井观天之个人管见。我想，是书自然也不例外，难免有幼稚谬误、不够严谨之处，抑或认知上的局限。

我非常爱读医学期刊中那些高水平的案例报告暨文献研究，它总给人以启迪，因为个性与共性相关，矛盾的特殊性或许蕴藏着矛盾的普遍性。我以为，临床工作也需要从《实践论》《矛盾论》中蕴含的哲学思想加以思考领悟，不断丰富认识疾病本质的方法论，从而提高解决疑难杂症的能力。

众所周知，临床的复杂性、不确定性、风险性司空见惯，比比皆是。有时疾病非常狡猾，隐藏行踪，以假乱真，因而临床上更无"常胜将军"。诊断如破案，临床如临战，用药如用兵。没有失败，哪会胜利；没有弯路，哪来直道？毛主席在《改造我们的学习》中指出："我们走过了许多弯路，但是错误常常是正确的先导。"此说有很强的现实意义。临床实践、临床经验、临床总结何况不是如此？

我从吴门医派葛氏伤科和海派中医石氏伤科中走来。我上海中医药大学的导师国医大师施杞教授，还有郑效文教授、杨志良教授、吴诚德教授，我苏州市中医医院的导师龚正丰教授、陈益群教授，他们对我的培养和教诲，可谓不遗余力、倾囊相授；他们的言传身教、医德医术，永远是我学习、工作与前行的榜样。可以说，是书也从一个侧面反映了我在尝试传承创新他们的学术思想与临证精华。

弹指挥间，蓦然回首，如今我也成了一名老医生，肩负着治病救人、教书育人的双重使命。对此，我常以"用心厚德，用功仁术，用情关爱"自勉，旨在更好地让患者获益、让学生受益。

值得一提的是，编著者建议请一位名医大家为是书作序推荐，但我感到书中内容浅薄，并想尽量回避"丑媳妇见公婆"，就暂且"王婆卖瓜"，写上这几句，权当书序导读。

最后要感谢编著者，感谢出版社，感谢读者！

姜 宏

2025 年 1 月识于苏州市中医医院

前　言

颈椎病和腰腿痛是困扰人们日常生活和工作的常见病、多发病。无论是久坐办公室的白领，还是从事重体力劳动的工人，这些疾病都可能对其工作和生活质量产生不同程度的影响。

颈椎病、腰椎间盘突出症、腰椎管狭窄症等常见的脊柱退行性疾病，均以颈腰痛症状为主，在中医学中分别属于痹证、痿证、项强、腰痛、腰腿痛等病证范畴，治疗方面有中药内服外用、牵引推拿、针灸理疗等手段。

姜宏教授是吴门医派葛氏伤科和海派中医石氏伤科的新一代传人。早在 20 世纪 90 年代初，他率先在《中医正骨》《上海中医药杂志》撰文提出活血化瘀中药可改善椎管内外微循环、局部微环境，进而缓解颈腰痛。数十年来，姜宏教授理论联系实际，重视临床探究，在诊疗颈腰痛方面，不仅守正中医整体观念和辨证论治的原则，而且继承了他的导师国医大师施杞、全国名中医龚正丰的学术思想。此外，他与时俱进，注重中西医结合创新发展，不断总结临证经验。如在颈椎病的诊治中，强调颈椎磁共振成像分型的重要性；在腰椎间盘突出症的诊治中，提出了基于增强磁共振成像和临床特征，即"症影合参"对突出物转归进行临床预测，为患者提供更为科学合理的诊疗策略，进而对颈椎病、腰椎间盘突出症类疾病制定个体化治疗方案，旨在进一步提高临床治疗效果。

姜宏教授秉承名师，博采众长，择善而用，对颈腰痛主张多维度辨证论治——从痹从痿从痉论治、从督脉从膀胱经论治、从心从肝论治。基于此而研创了独特的方药，如消髓化核汤、颈痛逐瘀汤、腰痛逐瘀汤、加减开心散等。这些方剂的疗效在临床实践中得到了充分的验证，具有较好的效果。其中，消髓化核汤是经过 20 000 多人次重复临床实践运用的经验方，安全有效，现已成功研发成为新的院内制剂——益气逐瘀利水合剂，主治腰椎间盘突出症等。近 10 多年来，他先后在数百场各种形式的学术会议上，讲述运用消髓化核汤治疗巨大破裂型腰椎间盘突出症促进重吸收的基础研究与临床实践。姜宏教授著有 4 部临床专著，邱贵兴院士、国医大师施杞先后 3 次为其专著作序，高度肯定了他的研究成果。邱贵兴院士在姜宏教授的专著《巨大 / 游离型腰椎间盘突出症中西医结合治疗的病例研究》作序时写道："对这一难题，从中西医结合的角度进行深入研究，给出了颇具中国特色的答案。"

本书在编撰过程中，我们特别注重临床案例的展示和分析，通过对典型病例的详细阐述，帮助读者了解姜宏教授的诊疗思路和用药特点，如通过对消髓化核汤治疗早期脊髓型颈椎病病例的分析，可以清晰地看到从病因病机到辨证施治的全过程，从而更好地理解和学习这一方剂的临床应用。典型病例中还包括了部分原本有强烈手术指征但最终运用保守治疗成功治愈的案例，体现了姜宏教授运用中西医结合手段治疗严重颈腰椎退行性疾病的经验，如姜宏教授每每重用鸡内金达 30 g，利用其归经足太阳膀胱经与消食化积之功效，来消散椎管内积聚（突出椎间盘），以促进颈腰椎间盘突出症产生的病理物质的重吸收。

本书不仅是姜宏教授临床经验的介绍，而且是其学术观点的呈现。特别是书中还逐一介绍了他在吴门医派络病理论、气血理论指导下，对颈腰痛的诊断思路、治疗策略和用药手段。这些内容不仅为临床提供了新颖的治疗方法，也为学术研究提供了重要的参考资料。

值得一提的是，姜宏教授在颈腰痛系列疾病治疗领域的探索，既是对传统中医药学的继承和发扬，也是对现代医学的研究和诠释。特别是近年来，姜宏教授为苏州市中医医院成功引进朱立国院士临床专家团队、组建施杞国医大师传承工作室和获批成立南京中医药大学腰椎间盘突出症专病研究院，做出了不懈的努力。所有这些努力与奋斗也提升了他在全国中医骨伤科界的学术影响力。

　　期待本书的出版能够为广大中医药从业者提供有益的借鉴和参考，为广大颈腰痛患者带来福音。同时也希望通过本书的传播，让更多人了解和认可吴门医派葛氏伤科和海派中医石氏伤科兼收并蓄治疗颈腰痛等慢性筋骨病的独特价值。

　　由于编写者水平有限，书中定有不足之处甚至谬误，恳请读者予以批评指正。

编著者

2024 年 12 月

目　录

第四章 腰腿痛临证经验 061

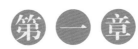

学术观点

第一节　活血化瘀通络改善椎管微循环治疗颈腰痛

早在 1990 年，姜宏提出活血化瘀中药可"改善椎管内、外微循环，改善微环境"的学术观点，并发表于《中医正骨》杂志。1991 年再次明确提出，可通过改善疼痛区域的局部微环境缓解颈腰痛，发表于《上海中医药杂志》。这为中医药治疗巨大型颈腰椎间盘突出症及促进其重吸收找到了理论基础与探索方向。"椎管内微环境"，指椎间盘退变过程中所处的内环境，由免疫细胞、间质细胞和细胞外基质等共同参与构成椎管内细胞生存的微环境。其中大量生长因子、蛋白水解酶及免疫炎性反应共同作用，通过各自介导的信号传导通路，或彼此的相互作用，影响椎管内椎间盘退变的进程，微环境的稳定是保持细胞正常功能活动的重要条件。改善椎管内、外微循环，改善微环境，旨在从病因病理入手，缓解症状。

椎间盘突出后，突出物突破后纵韧带进入硬膜外，暴露于血循环中的椎间盘组织，成为机体识别的"外来抗原"，引发自身免疫反应，引起细胞因子释放聚集、炎症反应、新生血管生成等一系列变化，突出的椎间盘组织发生免疫溶解。正常椎间盘之所以能保持不受免疫系统侵害，是因为其可以使自身免疫反应弱化或消失，避免损伤，然而当椎间盘退变突出后，其免疫豁免特性减弱甚至消失，成为人体免疫系统攻击的外来之物，椎间盘突出后，髓核突破纤维环接触宿主的循环系统，免疫系统即刻识别突出髓核为外来异物，并引发"抗原捕获"，这一系列连锁反应破坏了椎间盘微环境的免疫平衡。对椎管内微环境的调理，类似于一个微观的系统性治疗。重吸收的发生过程与肿瘤炎性微环境中"炎症—肿瘤"的转化过程相似，髓核细胞可通过旁分泌等方式释放有利于自身生存的各种细胞因子，塑造合适的微环境，这与肿瘤细胞可塑造利于自身增殖的微环境机制类似。中医用药如用兵，治疗讲究整体布局，从中医角度分析，在重吸收的发生过程中，椎管内部微环境处在动态发展的阴阳失衡状态，处在正邪交争的过程中，对椎管内微环境的调整作用，更符合中医防病为先的"先安未受邪之地"的理念。

姜宏在运用中医中药治疗颈腰痛的过程中，通过临床实践发现新靶标——促进破裂型突出椎间盘重吸收，开辟了颈腰痛崭新的治疗思路，并从疗效及影像出发，研究靶标的特征和中医药调控重吸收的机制。

第二节 运用增强核磁共振检查诊断与评价疗效

姜宏临床治疗颈腰痛注重查体，善于发现疼痛部位循经所到之处，寻找椎旁放射性压痛点，注重对治疗前后患者直腿抬高试验角度变化的观察及下肢感觉肌力反射等表现的检查。临床诊断不仅用磁共振平扫，还注重依据磁共振增强扫描寻找病理靶点，以求围靶点治疗疾病，同时善于利用磁共振增强扫描与肌电图相结合，关注神经功能的变化，诊断注意查体与影像学表现是否一致，通过症状、体征和影像合参，以提高突出椎间盘责任节段的诊断率，降低误诊率。

磁共振增强扫描能够通过提取图像中的海量信息，挖掘高级、深层次特征。这些深层次特征能为脊柱疾病诊断提供巨大价值，目前已被广泛地应用于预测治疗效果及预后等[1, 2]。磁共振增强扫描应用于脊柱疾病，比常规核磁共振能更加准确地鉴别诊断获取脊柱病的血供情况[3, 4]。磁共振增强扫描检查显示椎间盘突出组织周围出现环形强化信号，而中间的突出部分无强化，类似于牛眼睛，故称之为"牛眼征"。当在磁共振增强扫描上出现这种特征时，可以预测发生重吸收的可能性较大，治疗方案可首选非手术治疗；临床中姜宏对于巨大/游离型的椎间盘突出，均进行磁共振增强扫描检查，当磁共振增强扫描显示牛眼征阳性时，在没有进行性的肌力下降及马尾神经损伤症状的情况下，进行中医药治疗3个月到半年，以此观察患者症状的改善和椎间盘突出物的变化。Kawaji等[5]通过磁共振增强扫描观察巨大型椎间盘突出患者在症状初发期和缓解期影像学表现的差异，发现存在突出物边缘环形强化的保守治疗患者，大多发生了重吸收。为此，姜宏认为磁共振增强扫描检查可作为中医药治疗巨大型椎间盘突出后重吸收的有效预测手段[6]。

磁共振增强扫描显示的周围强化可能与椎间盘突出物血管化及炎性肉芽组织形成有关[7]，在脱出的椎间盘组织中肉芽组织和新生血管占比较高[8]。在巨大型椎间盘突出中，椎间盘突出物突破后纵韧带进入椎管，与硬膜外腔的血运接触，会被人体视为异物而产生免疫吞噬反应，同时突出组织周围血管内皮生长因子含量显著增加，诱导新生血管长入[9]，从而使得磁共振增强扫描上出现环形强化信号。在退变的椎间盘髓核内部存在少量血管浸润现象，当纤维环破裂后，原本与血循环不相通的椎间盘髓核接触血运，血管从外围血循环中逐步新生，长入突出髓核内部[10, 11]。当椎间盘突出组织的脱出程度越大，突出物接触血循环的面积也越大，长入突出髓核的新生血管含量就越高，经一系列理化反应，其发生重吸收的可能性也就越大，临床症状缓解的概率也越高[12]。Splendiani 等[13]在 64 名腰椎间盘突出症患者的磁共振增强扫描检查中，发现其中 25 名患者存在牛眼征阳性现象，并对这些患者采取非手术治疗方案和长期的临床随访。复查磁共振增强扫描结果显示，这 25 名患者中的 23 人出现了重吸收现象，重吸收发生率高达 92%，作者由此认为牛眼征阳性高度预示重吸收的发生。对于牛眼征阳性患者，磁共振增强扫描显示突出物边缘大量的炎性反应，这使得患者在急性期由于周围炎性反应较重，往往疼痛剧烈[14]，然而这些突出物周围的炎性反应可能正是椎间盘重吸收的关键因素[15]。所以在临床上，对于疼痛程度较轻或者能耐受疼痛的患者，建议不使用或尽量减少消炎镇痛药物的使用。临床治疗中对每个病例均应客观分析，努力做到症状与影像学结合，共同寻求最佳治疗方案，如能用非手术治疗的方法解决患者的疾患，则无需手术干预。

对颈椎病、腰椎间盘突出症的诊疗，不可"唯手术"，不可"唯影像"，特别是对 MRI 的解读，更要仔细谨慎，既要看病，更要看人。否则易导致误诊、误治。对各种手术治疗而论，必须权衡其益处和风险，从而做出合理的治疗。

随着时代发展和技术革新，神经电生理技术已经较为广泛地运用于颈腰痛诊治的方方面面，将神经电生理技术结合临床表现、体格检查及影像学表现共同诊断，可减少漏诊、误诊或误治。姜宏在临床诊治颈腰痛疾病过程中，利用肌电图进行辅助诊断。肌电图是一种神经电生理技术，可以通过对患者四肢神经传导速度和关键肌的电活动变化对比，明确神经根受压节段，肌电图还可以通过异常的肌肉变化来反映神经根损害的部位，并动态了解病情进展，确定神经功能状态。损害的部位和范围有更高的准确性，弥补了影像学诊断的不足。在颈腰痛的诊断方面，椎旁肌、三角肌、肱二头肌、肱三头肌、股四头肌、胫前肌、腓肠肌及其对应的神经的异常肌电图在提示突出部位及其神经根受压位置方面有明显优势。姜宏临床善于用肌电图及磁共振增强扫描检查来全方面掌握患者的病情程度。神经电生理检查是一个动态的过程，不同患者在不同时期结果各不相同，故在颈腰痛的诊治过程中需时时刻刻与临床症状相结合才能明确诊断，技术的辅助诊断有利于治疗决策的选择。

第三节 "能中不西,先中后西,中西结合, 手术最后"的诊疗策略

"政策和策略是党的生命。"基于此理,诊疗策略及其疗效,也是医患双方的共同生命。讲究策略,即如何保证患者受益最大化和风险最小化,这需要寻找好平衡点,太过、不及皆应谨慎。由于微创治疗的普及化,当今治疗巨大/破裂/游离/脱垂型椎间盘突出症的倾向是,重手术切除,轻保守治疗。姜宏提倡在临证中,也要学习一点《孙子兵法》中的智慧。例如从"不战而屈人之兵"中悟出,临证中治疗巨大/破裂/游离/脱垂型椎间盘突出症的策略,应从单纯只注重"切突出",转向兼顾"消突出""抑突出""控突出"。姜宏在开放手术治疗腰痛方面积累了丰富的临床经验,运用中医药非手术治疗时,在立法、选方和遣药上宏观与微观互补,每每取得更好的疗效,从而提高了保守治疗的成功率,进而降低了手术率。姜宏在临床中确立"吸收与改变并举"的治疗方向。所谓改变,即改变突出物与神经根周围的炎症反应、免疫反应,改变椎间盘突出与神经根的解剖毗邻位置,改变病变局部椎管、神经根管内的微环境。

中医药治疗腰椎间盘突出症,采用"能中不西,先中后西,中西结合,手术最后"的诊疗策略,有助于优化治疗方案,是姜宏的临证流程。旨在从时间、空间给机会,予机体启动自我修复机制,让突出的椎间盘无致压化和无炎症化。这里的无炎症化主要指双向调控炎症反应。在急性期,中医药消除突出椎间盘周围的炎症反应带,改善炎症风暴引起的致痛性;在缓解期,容忍适度的低水平的炎症反应,来溶解突出的椎间盘,炎症是一把既可加重症状又可促进重吸收的双刃剑,对此,需要深入研究,调控把握。努力做到不仅要有高超的治疗技术,更要有正确的治疗策略。

在椎间盘突出症的治疗中,运用具有利水消肿、益气活血通络、化

痰祛湿功效的中药。利水消肿可以减轻神经根的水肿，改善炎症风暴引起的疼痛，好比抽掉了压死骆驼的最后一根稻草，这正是抽掉了压迫脊髓或神经根的一根根稻草；益气可以激活机体自我修复功能，增强免疫力，增加巨噬细胞对异物的吞噬作用，使突出椎间盘成无实性压迫的蛋壳，对神经根或脊髓的压迫由实转虚，从而松解受压的神经根，让椎间盘突出症变为椎间盘突出；活血通络可以改善椎管内微循环，促进新生血管长入，促进突出椎间盘重吸收，并且增加神经根周围血运，改善神经根缺血状态，增加神经根活力，促进神经功能障碍恢复，减轻疼痛麻木症状；化痰祛湿可以降解椎间盘组织中的细胞外基质，促进突出椎间盘重吸收，并且改善脊髓或神经根周围的微环境、微循环及其与周围组织粘连。

治骨折脱位要如将，治颈腰腿痛当如相。除非有进行性运动功能下降、病理征出现、严重的疼痛等，可首选保守治疗。姜宏在椎间盘突出症的治疗中主张打"持久战"，针对突出物追求"不为吸收，即为改变"的治疗目标，以正合，以奇胜。通过上述中医药治疗，发现部分患者临床上运用中医药手段通过促进重吸收同样可以"切除"巨大突出，一则达到直接减压的目的，实现突入椎管中的脱出椎间盘的"光盘行动"；二则达到间接减压的目的，病灶虽仍存在，但与人体和平共处，使病灶成为无症状的椎间盘突出。基于此，多数颈椎病、颈椎管狭窄症均可采用中医药为主的保守治疗而获效。

随着椎间孔镜技术的发展，对于巨大型腰椎间盘突出的治疗，大多集中于手术治疗，但无论是开放手术还是微创治疗均存在以下问题：第一，患者一般都惧怕手术，产生焦虑、担忧；第二，手术费用高昂；第三，手术有神经损伤的风险，甚而造成不可逆的后遗症；第四，术后仍然有可能出现不同程度的与术前性质相似的疼痛麻木症状，影响手术疗效；第五，术后椎间盘有复发的可能，导致很多人在手术后不敢再从事体力活动。因此，必须认识到手术并非根治，当然也难以做到根治。对此，应尽量用足保守治疗，用准保守治疗，用对保守治疗。保守治疗方案包括卧床休息、中西药物、针灸、推拿、牵引、功能锻炼等，但缺乏突破性进展。椎间盘突出后的重吸收是一种自然进程，髓核的突出诱发的免疫炎性反应，可促使突出髓核的自发性吸收，但目前相关内在机制仍不明确。如何激活免疫应激反应？这对于我们精准诊断预测巨大型腰椎间盘突出症的重吸收至关重要，磁共振增强扫描显示突出髓核周围血管化及炎性反应，有利于预测椎间盘的重吸收，为下一步的研究提供了新思路。将目光聚焦于中医药，基于中医理论和大样本临床观察，中医药在椎间盘突出后重吸收的治疗方面有着极大潜力。

第四节　络病理论治疗颈腰椎退行性疾病

吴门医派对中医药学的发展有三大贡献：温病学说、络病理论和养胃阴治则。络病理论是中医理论体系的独特组成部分，是研究络病发病特点、病理变化、临床表现、辨证论治、治疗原则及治法方药的应用理论。络病是各种致病因素损伤络脉引起的病理变化，是广泛存在于多种难治性疾病中的病理状态，其内涵是指疾病的发展过程中不同致病因素伤及络脉导致的络脉功能障碍及结构损伤的自身病变，外延同时包括络脉病变的致病因素及络脉病变引起的继发性脏腑组织病理改变。"络病证治"的建立对提高现代多种难治性疾病治疗水平具有重要意义。

中医学认为络病是指络脉功能和（或）结构异常的一种病变。这一概念最早见于《黄帝内经·灵枢》，后世医家在临床实践中对一些疑难病症通过络病理论指导，在临床上往往收到良好的治疗效果，并逐渐将之归纳总结为络病证治理论。特别是至清代，叶天士为代表的吴门医派，在总结前人经验的基础上，将络病学说完善为较为全面的络病体系，并记载于《临证指南医案》。姜宏将《临证指南医案》视为工具书。络病体系的形成在慢性疑难杂症的诊疗中，具有里程碑的意义。络者，络脉也，是由经脉主干支横别出，逐级细化，遍布全身。络脉具有渗濡灌注的生理功能和气血运行缓慢的生理特点，这一生理特点使得络脉最易感受外来邪气，进而引起络脉的渗濡灌注功能失常、调控气血运行的功能紊乱，造成络脉痹阻，形成络病，即西医学的泛血管病变、微循环障碍。颈腰痛病情复杂，与络病机制有密切关系。

姜宏长期致力于颈椎病、腰腿痛的中医药保守治疗研究，是国内最早将络病理论用于促进突出椎间盘重吸收临床的学者。根据 30 多年对颈椎病、腰腿痛的中医药保守治疗临床经验，他认为气血失和为本病病理因素，"不通则痛，不荣则痛""聚沫为痛""络虚则痛"为本病的病机，"瘀血""痰饮""水湿""气虚"为本病的辨证要点，认为瘀血在本病的发生发展过程中起着至关重要的作用。一方面，跌扑或挫闪等致筋骨损伤，瘀血阻滞于局部，血运不畅，不通则痛；另一方面，年老体弱，肾精亏损，气血不足，血行无力，腰府失于濡养，不荣则痛。病程日久则痰饮随瘀血而生，聚于腰府，加之病久脾虚运化功能失常，无以化痰，且水湿内生，湿性重着黏滞，易趋于下肢，出现腰部重浊疼痛，及下肢麻木、行走不利等不适之症，湿邪阻滞气血运行又进一步导致瘀血形成。故瘀血、痰饮、水湿三邪相互影响，互相胶着，使得病情缠绵难愈，反复发作。此外，吴门医派络病理论认为，津停则为痰，血滞则成瘀，津血同源，痰瘀互结，络脉作为津血交换场所，痰湿、瘀血一旦成为病理产物，则会使络脉受阻，致本病迁延不愈。这也符合现代研究纤维环、后纵韧带破裂，突出髓核压迫神经根，可使神经根静脉受阻，导致神经根水肿，引发炎症，从而引起疼痛等病症。中医治病重在辨证论治，即使病情复杂，症状变化，医者所取角度不同，只要辨证得当，应法施治，均可取得良效。虽然临床上颈腰痛的病因病机、临床表现、病理转归或许有所不同，但"络以通为用"的理念贯穿本病治疗的始终，其关键在于恢复络脉"行气血""络以通为用"的生理功能。消髓化核汤通过调达络脉中的气血运行，从而发挥滋润濡养、灌注作用，促进突出髓核组织重吸收，也是现代运用络病理论指导颈腰椎退行性病变治疗的新诠释。中医理论历史源远流长，正如叶天士说："医不知络脉治法，所谓愈究愈穷矣。"在中医临床中，医者遇到久病难治者，思其络脉病变，从络论治，尚为一条可行之法。姜宏临床上对颈腰痛的患者，不仅用平扫磁共振，还注重运用增强磁共振、肌电图检查，来观察神经功能变化，旨在针对靶点（椎间盘突出）和围靶点（症状、体征）治疗，从而进行精确诊断和治疗。颈腰椎间盘突出的发生，属于督脉、足太阳膀胱经瘀、湿、痰互结，入络不通，不通则痛，不荣则木，络虚则痛，相当于椎管内微循环障碍、微环境改变、泛血管病变、淋巴系统回流受阻。加强络病学说的研究，深入挖掘络病学说的内涵，通过络病学说阐述颈腰椎退行性疾病的中医机制，对深入研究颈腰椎退行性疾病的病机演变规律，把握预后和转归，指导提高中医药的临床疗效具有重要意义。

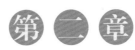

颈腰痛常用药对与经验方

第一节　颈腰痛常用药对举隅

一、常用药对

姜宏推崇唐代蔺道人的《仙授理伤续断秘方》及明代吴门医派薛己的《正体类要》，在多年的临床实践中，通过反复研究，知行合一，摸索伍用，总结出一批治疗颈腰痛取得了良好疗效的药对。

1. 黄芪—当归　此药对出自补阳还五汤。黄芪味甘，性微温，入脾、肺经。能补气升阳，益卫固表，利水消肿，托疮生肌。张锡纯谓："黄芪不但补气，实兼能治大风也，又善治肢体痿废。"当归味甘、辛，性温，入心、肝、脾经。当归辛甘温润，以甘温和血，辛温散寒，为血中气药。黄芪性温升发，同气相求以补肝气，当归性温液浓，养血柔肝以复肝气；黄芪得当归之宣通，使气血各有所归，当归借黄芪之升补，使气旺而能血活；二药并用，一气一血，气血兼治，相互促进，相辅相成，相得益彰，内润脏腑，外运肌表，补气生血，行血活血，和血息风，补肝调肝。本药对中，黄芪益气固表，行血通痹，气为血之帅，气行则血行；当归活血祛瘀，通络止痛。二药配伍可解除颈腰椎间盘突出引起的痹、痉、痿证等主要临床症状。

2. 黄芪—防己　此药对出自防己黄芪汤。防己味苦、辛，性寒，入肺、脾、膀胱经。黄芪甘温补中，补气升阳，补气利水，利水消肿；防己苦寒降泄，行经脉，通腠理，利九窍，利小便，消水肿。黄芪以益气升提为主，防己以降泄为要。二药参合，一升一降，升降皆备，外宣内达，通行诸经，降泄不耗正气，相辅相成，益气行水，固表除湿，利水消肿之力益彰。此药对是张仲景防己黄芪汤中的主药，姜宏妙用其治疗颈腰椎间盘突出症，通利督脉、足太阳膀胱经，以消除神经根水肿及其无菌性炎症，有如临床运用脱水剂甘露醇之功效。

3. 木瓜—威灵仙　此药对出自消髓化核汤。木瓜味酸，性温，入肝、脾经，主走肝经，舒筋活络，有消融髓核之功效，而木瓜中提取的木瓜凝乳蛋白酶，早已被用来作为髓核溶解剂用于腰椎间盘突出症的微创治疗。威灵仙味辛、咸，性温，入膀胱经。威灵仙能走十二经，为祛风药中善走者之一。能祛风湿，通经络，消骨鲠，善治四肢麻木疼痛，对下肢风湿疼痛效果显著。其具有散结消骨鲠功效，推测对髓核也有一定溶解作用，姜宏取二药能消能走之特点，重用威灵仙，共奏消髓化核，舒筋活络之功，在临床上促进颈腰椎间盘突出后的重吸收。

4. 杜仲—续断　杜仲、续断伍用，名曰杜仲丸，出自《赤水玄珠》。杜仲味甘，性温，入肝、肾经。续断味苦，性温，入肝、肾经。杜仲补肝肾，强筋骨，善走经络关节之中；续断补肝肾，强筋骨，通利血脉，在于筋节气血之间。杜仲入气分，能补肝肾而强筋骨，续断入血分，既能补益肝肾，又能通行血脉，续折伤。二药伍用，其功益彰，增强补肝肾、壮筋骨、通血脉的力量。姜宏妙用此二味治疗颈腰椎间盘突出症，既取其强壮筋骨，活血消肿之功，又取其培补肝肾，补筋骨，不乏"治未病"之妙义。

5. 地龙—水蛭　此药对出自牵正散。水蛭，味咸、苦，性平，有小毒，入肝经。该品苦降开泄，味咸入血，善破血分瘀滞而消肿，为作用强烈的破血逐瘀药，主治血瘀重症。后世张锡纯赞此药："存瘀血而不伤新血，纯系水之精华生成，于气分丝毫无损，而血瘀默然于无形，真良药也。"地龙，性寒，味咸，入肝、脾、膀胱经，具有清热止痉，平肝息风，通经活络之功。二药配伍，通络散结，祛瘀生新，并增强息风止痉之力。姜宏妙用此二味治疗颈腰椎间盘突出症的"痉证"系列症状与体征，如腰痛牵及腿痛有"吊筋感"、直腿抬高试验强阳性以及腰肌、颈项部痉挛僵硬、脊柱侧弯等。地龙伍用水蛭，更可通络止痛，消散突出。

6. 川芎—木瓜　此药对出自虎骨木瓜酒，来源《普济方》。川芎味辛，性温，入肝、胆、心包经。本品气雄味薄，辛温香窜，走而不守，能上行巅顶，下达血海，外彻皮毛，旁通四肢，为血中之气药，故有活血行气，祛风止痛之功。与木瓜合用，可增强舒筋活络，活血止痛之功。姜宏妙用二药促进颈腰椎间盘重吸收。

7. 威灵仙—白芥子　此药对出自《丹溪心法》。白芥子味辛，性温，入肺经，味厚气锐，有逐寒痰水饮，宽胸利膈，外走经络，止痹痛，除麻木之功效。朱丹溪谓："痰在胁下及皮里膜外，非白芥子莫能达。"用于治疗痰湿阻滞经络所引起的肢体关节疼痛、麻木。威灵仙祛风湿，通经络。姜宏妙用二药缓解颈腰椎间盘突出引起的疼痛有明显效果。值得一提的是，白芥子祛皮里膜外之痰，利痰瘀吸收，木瓜在治疗椎间盘突出症方面已经应用比较广泛。二药合用，起到益气、逐瘀、利水、消核的功效，并能促进突出物的重吸收。

8. 当归—川芎　当归、川芎伍用，名曰佛手散，又名芎归散，出自《普济本事方》。当归性柔而润，补血调经，活血止痛，祛瘀消肿，润燥滑肠；川芎辛温香窜，行气活血，祛风止痛。当归以养血为主，川芎以行气为要。二药伍用，互制其短而展其长，气血兼顾，养血调经，行气活血，散瘀止痛之力增强。

9. 桑寄生—鸡血藤　桑寄生味苦，性平，入肝、肾经。本品得桑之余气而生，质厚而柔，不寒不热，为补肾补血之要剂。鸡血藤味苦、微甘，性温，入肝经，既可补血活血，又能舒筋通络。二药伍用，补益肝肾，强壮筋骨，活血通络走窜之力增强。

10. 木瓜—吴茱萸　吴茱萸、木瓜伍用，名曰茱萸汤，出自《千金方》。吴茱萸味辛、苦，性大热，有小毒，入肝、脾、胃、肾经。本品辛散苦降，性热燥烈，既能温中散寒，降逆止呕，又能疏肝解郁，行气消胀，散寒止痛。吴茱萸辛开苦降，专走下焦，为厥阴肝经的主药，能温经散寒，疏肝解郁，行气止痛；木瓜味酸，得木之正气最多，主走肝经，能和胃化湿，舒筋活络。吴茱萸以散为主，木瓜以收为要，二药参合，一散一收，相互制约，相互为用，共奏和胃化湿，舒筋活络，温经散寒，缓急止痛之功。

二、药对的现代药理研究

黄芪能促进周围神经损伤的修复，这是运用其治疗颈腰椎间盘突出引起的根性神经痛的理论依据。黄芪的主要有效成分是黄芪多糖，它对机体免疫功能有广泛的调节作用。研究表明，黄芪多糖促进周围神经再生的机制并不是药物对神经的直接刺激作用，而是通过作用于免疫系统，进而影响复杂的细胞因子网络来发挥作用的。周围神经损伤后免疫系统会发生巨噬细胞聚集、淋巴细胞活化等一系列变化。姜宏通过实验研究证明，黄芪可增强破裂型突出髓核组织吸引活性的 T 淋巴细胞、B 淋巴细胞的作用，通过提高或调节自身免疫效应，吞噬"突出物"这一异物，进而促进颈腰椎间盘突出后的重吸收。当归可扩张血管，减少血小板及红细胞凝聚，降低血液黏稠度，改善血管通透性及循环，还能显著促进红细胞及血红蛋白的恢复，具有免疫调节作用。当归多糖能促进红细胞与血红蛋白形成，利于新生血管长入。现代药理学认为，防己具有抗炎、镇痛、抗过敏及松弛肌肉作用，能消除自身免疫反应，并能使受到炎症水肿机械性挤压和炎症渗出物化学性刺激而紧张痉挛的局部肌肉松弛，减轻神经根受压，有利于突出的椎间盘回纳。

姜宏在临诊中，特别喜用木瓜和威灵仙。其中，木瓜可活血化瘀，舒通经络，祛除风寒湿热，具有抗炎镇痛、扩张血管、调节免疫，减轻炎性反应，缩短炎症期，减轻结缔组织形成，使局部炎症消退，粘连减轻的作用，从而有利于髓核的还纳，消除神经根的炎症和水肿，使腰肌痉挛缓解，疼痛消除。特别是其有效成分提取物木瓜凝乳酶局部注射，能够溶解突出的髓核，并已应用于临床。对颈腰痛，姜宏每每用杜仲补益肝肾，强脊壮腰。现代药理学证实，杜仲既能激活单核巨噬细胞系统的吞噬活性，增强机体的非特异免疫功能，又能对迟发型超敏反应起抑制作用，具有增强机体免疫的作用。续断能提高成骨细胞的活性和数量，促进基质钙化。临床研究也表明，复方杜仲片能显著降低腰椎间盘突出患者血清中 IL-6 浓度和下调 mRNA 表达，抑制炎症渗出，通过改善微循环，扩张毛细血管，抗炎镇痛来减轻或消除神经根的充血、肿胀等炎症反应和消除致痛物质，以促进神经根结构及功能的恢复，使疼痛得以缓解。

第二节　颈腰痛常用经验方

一、颈痛逐瘀（通络）汤

【组成】川芎 30 g，防风 15 g，细辛 3 g，白芷 10 g，羌活 10 g，地龙 10 g，葛根 30 g。

【方解】颈痛逐瘀（通络）汤是在川芎茶调散的基础上进行辨证加减的。川芎茶调散出自宋《太平惠民和剂局方》，由川芎、防风、细辛、白芷、羌活、荆芥、薄荷、甘草组成，用于外感头痛、偏头痛等疾病。姜宏以川芎茶调散为基础自拟颈痛逐瘀（通络）汤治疗颈椎病，其中川芎为头痛要药，其辛温香窜，可上行头目，善于祛风活血而止头痛，故用为主药。现代研究表明，川芎茶调散及其组方有显著的解热、镇痛、抗炎、改善脑缺氧的作用。羌活、白芷、细辛、防风，皆可疏风止痛，其中羌活善治太阳经头痛，白芷善治阳明经头痛，细辛善治少阴经头痛，又能宣通鼻窍，上五药助君药疏风止痛，共为辅药；葛根具有解肌舒筋功效，地龙具有清热止痉，平肝息风，通经活络之功。全方升散中寓有清降，具有疏风止痛而不温燥的特点，共奏疏风止痛之功效。运用本方从祛风止痛入手，临床治疗颈型颈椎病伴头痛疗效显著。

二、葛根芍药甘草汤

【组成】葛根 30 g，白芍 10 g，炙甘草 10 g，木瓜 20 g，威灵仙 30 g。

【方解】葛根芍药甘草汤由芍药甘草汤化裁而成，具有解痉柔筋，缓急止痛之功效。芍药甘草汤出自《伤寒论》，具有酸甘化阴，缓急止痛之功效。姜宏在治疗本病时，认为本病多因劳伤筋骨，肝肾内伤所引起，明代薛己《正体类要》中述"肢体损于外，则气血伤于内，营卫有所不贯，脏腑由之不和"，故在芍药甘草汤的基础上注重脏腑气机的调理，临床运用葛根芍药甘草汤治疗颈型颈椎病痛甚。方中重用葛根、白芍加强解痉柔筋，缓急止痛之功效。葛根乃解肌圣药，具有解肌止痉，濡润筋脉的功效，善于治颈部、项背疼痛。白芍既可养血柔肝，使筋有所生，肝有所养，又可通脉络，缓挛急，止疼痛，能缓全身疼痛。木瓜舒筋活络，和胃化湿，能祛湿除痹，是治疗筋脉拘挛的要药。威灵仙祛风湿，通经络，止痛，用于治疗风湿痹痛。甘草益气补中，缓急止痛，调和药性。芍药与甘草相伍，可酸甘化阴，敛阴止汗。故本方养血柔肝，润筋养阴，调和脏腑而达祛邪治病之效，临床治疗颈型颈椎病痛甚者疗效显著。

三、逐痰通络汤

【组成】茯苓 30 g，生葛根 30 g，炒白术 30 g，姜半夏 20 g，延胡索 15 g，川芎 10 g，枳壳 10 g，甘草 6 g。

【方解】逐痰通络汤由古方指迷茯苓丸合葛根汤化裁而成，指迷茯苓丸出自宋代《是斋百一选方》引《全生指迷方》，《是斋百一选方》中记载最为明确："具《指迷方》中云，有人臂痛不能举手，或左右时复转移，由伏痰在内，中脘停滞，脾气不流行，上与气搏，四肢属脾，滞而气不下，故上行攻臂……后人谓此臂痛乃痰症也。"中焦痰阻，气机不通，痰气搏结，流伏于四肢经络，"流伏于左则左痛，在右则右痛"（《女科百问·卷上》），主要是针对痰、瘀等病理产物痹阻不通导致的疼痛不能举手，或左或右，时复转移一臂，或臂痛不能伸，两手抽掣，肢体麻木肿胀之肩臂痛。葛根汤最早见于汉代张仲景《伤寒论》，该方由桂枝汤加葛根组成。《伤寒论·太阳篇》曰："太阳病，项背强 几几，反汗出恶风者，桂枝加葛根汤主之。""太阳病，头痛，发热，汗出，恶风，桂枝汤主之。"桂枝汤发汗解肌，调和营卫，能有效祛除风寒，加葛根柔润筋脉，可散寒解肌，温阳化湿，止痛舒筋，消除肌肉、关节疼痛，有效治疗颈肩痛。两方加减化裁，形成治疗神经根型颈椎病专方逐痰通络汤。该方中茯苓祛痰，生葛根柔润筋脉，共为君药；炒白术与姜半夏温阳祛痰化湿，为臣药，协助茯苓、生葛根祛痰消阻；延胡索舒筋活络，可疏通血液循环，川芎活血化瘀，可消除瘀血，枳壳疏通气机，有助于化解气滞，三药共为佐药，强化此方通络之功；炙甘草调和药方。诸药合用，使痰瘀可祛，脉络可通，祛风湿，舒筋止痛，从而缓解神经根型颈椎病引起的临床症状。

四、消髓化核汤常用方（益气逐瘀利水方）

【组成】生黄芪 30 g，防己 10 g，当归 10 g，川芎 15 g，地龙 10 g，水蛭 6 g，白术 10 g，威灵仙 30 g，木瓜 10 g，白芥子 6 g。

【方解】本方为姜宏自拟方，又名益气逐瘀利水方，是根据古方防己黄芪汤及补阳还五汤化裁而成，底方防己黄芪汤出自《金匮要略》，主要针对肺脾气虚，气不化津，水湿内停之证，为益气利水经方之代表。其路径与西医学中的促进髓核吸收、减轻神经根水肿相一致。补阳还五汤始载于清代医家王清任的《医林改错》，是王氏独创古今治疗气虚血瘀所致的半身不遂和痿证的专方。此方将补气药与活血通络药配伍，振奋元气，鼓动血行，活血而不伤血，旨在消除麻木疼痛、肌肉无力等症状，亦旨在通过促进突出椎间盘组织的重吸收而达到缓解临床症状的目的。诸药合用，外邪得除，水湿得行，痰瘀得消，气血运行通畅，通则不痛，诸症可愈。中药内治腰椎间盘突出症中，注意归经药的使用，如常使用足太阳膀胱经药防己、防风、水蛭、威灵仙、鸡内金等。实践是检验真理的唯一标准，如运用得当，中医药同样可以"切除"巨大突出。

五、消髓化核汤精简方

【组成】炙黄芪 60 g，当归 20 g，地龙 10 g，木瓜 20 g，威灵仙 30 g。

【方解】本方由消髓化核汤常用方精简而来，减少药味，增加每味剂量，旨在便于临床实际运用及科研开发新药需要。

六、消脱汤

【组成】炙黄芪 30 g，防己 10 g，当归 10 g，木瓜 10 g，制川乌 10 g，制南星 20 g，肿节风 30 g，秦皮 10 g。

【方解】本方在精简消髓化核汤的基础上加入制川乌、制南星祛风燥湿，温经止痛；加入肿节风祛风通络；秦皮中有草木犀（消脱止）的共同成分，具有明显的抗炎、利尿脱水作用。本方在消髓化核汤基础上加入小活络丸组方之意，在促进腰椎间盘突出重吸收的基础上，对于改善患者腰腿痛症状极为有效。小活络丹出自《太平惠民和剂局方》，功能祛风除湿，化痰通络，活血止痛，主治风寒湿痹。

姜宏通过长期的临床实践认为，人之气血，无处不到，外受跌仆、闪挫等伤，内则气血、经络、脏腑必为之受病，腰椎间盘突出症纤维环的破裂、髓核的突出是肢体受到外伤所致，而腰部疼痛、下肢放射痛、肢体麻木等症状则是"气血伤于内"的征象，在继承石氏伤科"以气为主，以血为先"理论的基础上，姜宏多喜在补益气血的基础上合小活络丹加减，针对腰椎间盘突出症患者病程中出现气血两虚，寒湿邪甚而导致的腰腿痛剧烈的情况。

七、乌星止痛汤

【组成】制川乌 10 g，制南星 30 g，细辛 3 g，甘草 10 g，延胡索 10 g。

【方解】吴门医派葛氏伤科葛云彬善用峻毒之品——雪上一枝蒿，治疗腰腿痛，屡获奇效，对于疼痛屡治不效的患者，在方药中酌情加入此药，往往效如桴鼓。由于雪上一枝蒿有大毒，姜宏在葛氏的经验基础上自拟"乌星止痛汤"，用制川乌和制南星取代雪上一枝蒿，其中制川乌祛风湿，温经止痛；制南星祛风燥湿化痰；细辛辛香走窜，祛风散寒，善治痹痛；延胡索能行血中气滞，气中血滞，尤善除痛；甘草调和诸药。本方对于改善腰椎间盘突出症患者急性期疼痛症状疗效颇佳。

八、腰突康方

【组成】炙黄芪 30 g，丹参 20 g，青风藤 30 g，鸡血藤 30 g，钩藤 30 g。

【方解】方中黄芪补中益气，丹参活血化瘀，补气活血，化瘀不伤正。青风藤祛风湿，通经络，治疗风湿痹痛极为有效。鸡血藤助丹参补血行血，兼能舒经活络。钩藤轻清疏泄，既能平肝清肝，又能疏散外风。诸药合参，三藤同用，寒热并使，共奏益气活血，祛风通络之效。本方较为精简，适合临床症状缓解后或手术后不久，巩固疗效使用。

九、腰痛丸

【组成】狗脊 10 g，细辛 3 g，威灵仙 10 g，肉桂 6 g，红花 10 g，秦艽 10 g，小茴香 6 g，桑寄生 10 g，木瓜 10 g，五加皮 10 g，延胡索 10 g，制草乌 3 g，怀牛膝 10 g，刘寄奴 10 g，制川乌 3 g。

【方解】本方为苏州市中医医院院内制剂，功能补肝肾，强筋骨，祛风除湿，散寒止痛，适用于劳损腰背痛、肝肾亏虚、风湿痹阻等证。本品是在独活寄生汤基础上加减而来。独活寄生汤出自《备急千金要方》，功能祛风湿，止痹痛，益肝肾，补气血，主治痹证日久，肝肾两虚，气血不足。风、寒、湿邪客于经络关节，气血运行不畅，故见腰膝疼痛，肢节屈伸不利；痹证日久，肝肾两虚，气血不足，经脉失于濡养，则见肢体麻木不仁；后期阳虚气血不足，则见畏寒喜温，心悸气短，舌淡苔白，脉细弱。

《备急千金要方》："治腰背痛，独活寄生汤。夫腰背痛者，皆犹肾气虚弱，卧冷湿地当风所得也，不时速治，喜流入脚膝，为偏枯冷痹缓弱疼重，或腰痛挛脚重痹，宜急服此方。"现代研究显示，独活寄生汤具有抗炎、镇痛、促进纤维环修复，以及通过相关通路诱导椎间盘细胞外基质的降解等作用，对于改善本病的临床症状以及延缓椎间盘退变具有积极意义。姜宏认为以"疼痛"为主要症状的腰椎间盘突出症患者应从"痹"论治，而独活寄生汤功善祛风湿，止痹痛，善治痹证，故将此方作为从"痹"论治腰椎间盘突出症的代表方，随症加减疗效颇佳。

十、内消片

【组成】炙甲片 3 g，斑蝥 3 g，蜈蚣 6 g，地龙 10 g，制僵蚕 6 g，糯米 20 g，砂糖 20 g。

【方解】本方为苏州市中医医院院内制剂。功能软坚散结，抑瘤消症，适用于痈疽，瘰疬，肿瘤坚硬，已溃、未溃皆可用。其药峻猛有毒，为血肉有情之品。

十一、圣愈汤合香砂六君子汤加减

【组成】春柴胡6g，生黄芪30g，党参10g，生地黄10g，当归10g，川芎6g，炒白芍20g，青木香6g，砂仁3g，茯苓15g，炒白术10g，生甘草6g。

【方解】圣愈汤出自清代吴谦所撰《医宗金鉴》，香砂六君子汤出自《古今名医方论》。长期过度劳损、年老体弱，或患病日久等原因均可导致气血不足，血行无力，血流瘀滞而致腰痛。从气血病机立论，气血不足乃是腰椎间盘突出症发生的根本。此外，中焦脾胃是气血化生之源，临证应顾护脾胃之气以畅化源。对于气血两虚，脾胃虚弱的患者，姜宏多用圣愈汤合香砂六君子汤加减运用。因半夏辛温耗伤阴血，对于无呕吐痞满等症的患者多不用。

十二、身痛逐瘀汤合金铃子散加减

【组成】桃仁10g，红花10g，当归10g，川芎6g，地龙10g，川牛膝10g，羌活10g，没药6g，五灵脂10g，醋香附10g，秦艽10g，生甘草6g，炒川楝子10g，醋延胡索10g。

【方解】身痛逐瘀汤出自《医林改错》，金铃子散出自《太平圣惠方》。外伤、跌仆、腰部强力负重等可导致腰椎劳损，屏挫劳伤，气滞血瘀，不通则痛，正如《外科证治全书》中所述"诸痛皆由气血瘀滞不通所致"，因此，疼痛与气血运行不畅关系密切。身痛逐瘀汤功能活血行气，祛瘀通络，通痹止痛，对于气滞型、血瘀型这两类腰椎间盘突出症的治疗极为适合。这也是吴医络病学派"络以通为用"治疗原则的又一体现。

《素问·痿论》"肝主身之筋膜……宗筋主束骨而利机关者也"，腰椎间盘中纤维环、神经都属于"筋"的范畴，具有"筋""节"的解剖学特点，因此腰椎间盘突出症与肝的病变有很大的联系。此外，肝主疏泄，人体全身气血的运行依赖于肝气的疏泄作用。因此，在身痛逐瘀汤行气活血，通痹止痛的基础上，合入金铃子散，取其疏肝而活血止痛之功，临证往往可取得良好疗效。

十三、四七汤合柴胡疏肝散加减

【组成】姜半夏 10g，姜厚朴 10g，茯苓 10g，苏梗 10g，干姜 3g，春柴胡 6g，炒白芍 10g，川芎 6g，麸炒枳壳 10g，陈皮 6g，生甘草 6g，制香附 10g。

【方解】四七汤出自《金匮要略》，柴胡疏肝散出自《证治准绳》。四七汤原为治疗妇人痰气郁结之"梅核气"，姜宏将其运用于腰椎间盘突出症的治疗。一方面取其理气散郁结的功效，符合本病"气滞"的病机；另一方面，本病病情反复，往往难以短期内完全缓解症状，且本病极易反复，因此临床上超过 3 个月以上病程的患者常常伴有焦虑，情绪不佳，正如《灵枢·本神》所说"忧愁者，气闭塞而不行"。对于此类患者运用四七汤治疗尤为适宜，符合"因郁致病，因病致郁""百病皆生于气"的病机。柴胡疏肝散疏肝行气止痛，四七汤与柴胡疏肝散合用加减治疗腰椎间盘突出症，符合本病"气滞血瘀郁结为患"的基本病机。

十四、廓清饮合桃红四物汤加减

【组成】麸炒枳壳 10g，姜厚朴 6g，大腹皮 10g，白芥子 6g，茯苓 10g，麸炒泽泻 10g，陈皮 6g，炒莱菔子 10g，熟地黄 10g，炒白芍 10g，当归 10g，川芎 6g，桃仁 10g，红花 10g。

【方解】廓清饮出自《景岳全书》，桃红四物汤出自《医垒元戎》。瘀血日久则痰饮、水湿随瘀血而生，凝于腰府；病久脾虚而水湿内生，湿性重着黏滞，易停滞于腰及下肢，阻滞气机。瘀血久则必兼痰湿，痰湿又导致瘀血生成，由此痰湿内生，瘀得痰助，两邪胶着，使得病情缠绵难愈，反复发作。姜宏指出腰椎间盘突出症的辨证要点在于患者的巨大突出物，多系痰饮、水湿、瘀血痹阻而成，初期痰瘀互结升降流行，内而脏腑，外至筋骨皮肉，阻滞气机，不通则痛。病久肝脾肾不足，气虚无援，血行不畅，腰府失养，不荣则痛。基于上述病因病机，临证可选用廓清饮合桃红四物汤加减治疗，行气活血，化湿利水，瘀血去，水湿消，诸症可愈。

十五、枳壳甘草汤加减

【组成】麸炒枳壳 10 g，甘草 6 g，当归 10 g，丹参 10 g，醋三棱 10 g，醋莪术 10 g，制黑、白丑各 6 g，酒女贞子 10 g，墨旱莲 10 g。

【方解】枳壳甘草汤是我院国家级名中医龚正丰根据多年临床实践总结研制治疗腰椎间盘突出症属气血瘀阻型的有效方剂。方中枳壳行气宽中除胀，下气消积除痞；甘草缓急止痛，当归、三棱、莪术破血，黑、白丑利水，共奏活血理气，化瘀逐水之效。姜宏亦喜用善用此方，认为六腑的生理特点是传化水谷，以通为用，泄而不藏，满而不实，动而不静。腰痛与便秘关系密切，病在下者，下取之。用通下法治疗腰椎间盘突出症为本方特色，疏理气机，涤荡胃肠，腑气通，大便行，配合化瘀逐水则腰痛如失矣。临床上对于腰椎间盘突出症患者证属肝肾阴虚者，可合二至丸治疗。

十六、肩痛逐瘀（通络）汤

【组成】茯苓 30 g，姜半夏 / 生半夏 20 g，枳壳 10 g，姜黄 10 g，白附子 3 g，僵蚕 10 g，全蝎 2 g，炙甘草 10 g。

【方解】肩痛逐瘀（通络）汤由指迷茯苓丸合牵正散加减而成，指迷茯苓丸出自宋代王贶所著《全生指迷方》，又名《济世全生指迷方》，书中名为"茯苓丸"，为区别于其他版本，后世医家称其为"指迷茯苓丸"。方中半夏为君，燥湿化痰，和中化浊；重用茯苓健脾渗湿，与君药相配，既可消既成之痰，又绝生痰之路，为臣药；枳壳理气宽中，使气顺则痰消；加姜黄制半夏之毒，又可化痰散结，为佐使药。牵正散为治疗风痰阻于头面经络的常用方，临床中抓住其针对局部症状的特点，方中白附子辛温燥烈，入阳明经而走头面，以祛风化痰；全蝎、僵蚕均为虫类药，搜风通络之功较著；且全蝎长于通络，僵蚕善于化痰，全蝎、僵蚕均能祛风止痉。指迷茯苓丸合牵正散共用，祛风化痰药与搜风剔络之品配伍，临床治疗痰浊中阻型关节疼痛疗效甚佳，尤其是用于颈椎病、肩周炎、肩袖损伤、网球肘等，疗效确切。

十七、腰痛逐瘀（通络）汤

【组成】威灵仙30g，川楝子30g，川乌3g，小茴香3g，地龙10g，水蛭6g，防风10g，炙甘草10g，炒薏苡仁30g。

【方解】腰痛逐瘀（通络）汤由定痛丸加味而成，定痛丸出自《仙授理伤续断秘方》"又治损伤方论"部分。方中木瓜、威灵仙祛风除湿，舒筋活络；水蛭、地龙通络散结，祛瘀生新，并增强息风止痉之力；制川乌祛风湿，温经止痛；川楝子活血行气止痛；防风祛风邪，以胜湿；炒薏苡仁利湿健脾，舒筋除痹；甘草缓急止痛。诸药合用，共奏活血定痛之功效，主治血气凝滞，颈腰疼痛不可忍，伤损腰痛，老幼并皆治之。

十八、膝痛逐瘀（通络）汤

【组成】苍术10g，黄柏10g，炒薏苡仁30g，牛膝10g，当归10g，延胡索10g，乌药10g，杜仲15g，木瓜15g。

【方解】膝痛逐瘀（通络）汤由四妙散合杜仲汤加减而成。四妙散出自清代张秉成《成方便读》，由苍术、黄柏、牛膝、生薏仁组成，专治湿热下注证。杜仲汤出自《伤科补要》，为治疗肝肾不足，腰膝酸痛的名方。姜宏以此两方为基础，拟膝痛逐瘀（通络）汤治疗膝关节骨性关节炎。方中黄柏清热燥湿，清泻下焦湿热；苍术燥湿健脾，治生湿之源；牛膝活血通络止痛，且引药入下焦清湿热；薏苡仁独入阳明，健脾利湿；当归活血化瘀通络，而不伤血；延胡索性温，入肝经，活血行气止痛；木瓜祛湿通络，柔肝转筋；乌药活血通络祛寒，可以通过行气的作用，改善血液循环，促进气血通畅，从而起到缓解寒证，舒筋活络的效果。诸药合用，标本兼顾，为治风湿痹痛、筋骨疼痛之良方。

十九、腰痛圣愈汤

【组成】党参15g，川楝子10g，茯苓10g，延胡索10g，石菖蒲10g，杜仲10g，远志10g，牛膝10g。

【方解】姜宏在开心散及金铃子散的基础上辨证加味，自拟腰痛圣愈汤。《灵枢·经脉》云"骨为干，脉为营，筋为刚，肉为墙"，强调筋骨与肌肉并重，慢性筋骨病多有骨质疏松、骨质增生、肌少症，长期过度劳损、年老体弱，或是患病日久等原因均可导致气血不足，血行无力，血流瘀滞而致腰痛。故方中用党参补气；茯苓健脾益气；石菖蒲性微温，味辛，具有理气活血，散风祛湿的功效，常用于风湿痹痛、跌打损伤等症；杜仲、牛膝补肝肾，强筋骨；远志安神益智，交通心肾，祛痰消肿。金铃子散出自《太平圣惠方》，方中川楝子苦寒入肝经，疏肝泄肝；延胡索性温，入肝经，活血行气止痛；两药相配，使气血条畅，疼痛自止，临床治疗腰痛颇有良效。

二十、顽麻汤

【组成】威灵仙30g，川楝子15g，制川乌6g，小茴香6g，姜半夏15g，制南星15g。

【方解】顽麻汤出自《仙授理伤续断秘方》，由定痛丸加姜半夏、制南星组成。对神经根型颈椎病、腰椎间盘突出症、腰椎管狭窄症、腰椎滑脱症等引起的肢体顽固性麻木有较好的临床疗效。必要时，在辨病、辨证、辨体质的基础上，可酌情短期少量使用生半夏3~6g，生南星10g，增强止麻效果，并用防风减生半夏、生南星之毒副作用。

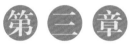

第 三 章

颈椎病临证经验

颈椎病（cervical spondylosis）是指颈椎间盘退行性改变及其继发的相邻结构病理改变累及周围组织结构（神经、血管等），并出现与影像学改变相应的临床表现的疾病。颈椎病是一种中老年人的常见病，高发于40～50岁的人群中，其发病率在成人中占10%～15%，40岁以上发病率为80%，我国青少年的颈椎病发病率在10%以上。颈椎病因其特殊的患病特点，其流行病学的调查结果在不同地区、时间、人群之中差异较大，但总体表现出高发病率以及年轻化的趋势[1]。临床中将颈椎病分为颈型、神经根型、脊髓型、其他型[2]。姜宏运用中医药治疗颈椎病总的来讲是通过外治、内治两大方面实现的。外治法形式多样，主要有推拿、针灸、中药外敷、牵引等。内治主要是指服用中药及中成药，内治法的内容包括根据辨型、辨证、辨期用药。辨型有风寒湿阻型、气滞血瘀型、痰湿阻络型、肝肾亏虚型、气血亏虚型五型；辨证有痹证、痉证、痿证三证；辨期有急性期、缓解期两期。

颈椎MRI能够清晰地展现各组织之间的毗邻关系，颈椎MRI的分型对颈椎病的诊治具有重要意义。2011年韩国Yosuhn Kang[3]根据椎管狭窄程度将颈椎间盘突出分为0～3级（图3-1）：0级，无椎管狭窄；1级，蛛网膜下腔闭塞>50%；2级，脊髓畸形；3级，脊髓信号改变。因颈椎椎管相对于腰椎其截面面积较小，但脊髓占比却是最重，故其对于椎管内组织病变敏感度较高，有时轻度的髓核突出即可呈现出明显的临床症状，故姜宏以颈椎MRI分型作为临床治疗颈椎病的参考。

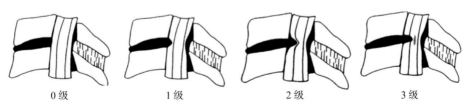

0级　　　　　1级　　　　　2级　　　　　3级

图3-1　Yosuhn Kang分级｛图片引用自Kang Y, et al. New MRI grading system for the cervical canal stenosis［J］. AJR Am J Roentgenol, 2011，197 (1): W135.｝

第一节 络病理论治疗颈椎病

颈椎病是脊柱外科常见病、多发病，其中大部分可以采用内服中药、针灸、推拿、牵引等疗法治疗。临床发现大部分颈椎病具有病程长、局部僵硬、感觉减退、木而不仁等特点。正如《金匮要略》所言"邪在络，肌肤不仁"，病邪侵及络脉而致广泛分布于体表的络脉气血运行难以畅达，故见感觉减退、木而不仁；病程日久，络气瘀滞局部，经筋皮部失于濡养，故见局部僵硬等症。可见颈椎病符合叶天士所云"久病入络""久痛入络"的论述，其病位在络，络气瘀滞、络结不通、络虚不荣、虚瘀互存是本病的主要病机，因此可归为络病范畴进行治疗。

颈椎病属风湿痹痛范畴，病机符合久病入络、久痛入络的理论。临床治疗重在通络，络通则痹痛除。中医理论认为，颈椎病的发生主要外因有跌扑损伤、感受外邪等，其病机包括肝肾亏损，筋骨失养，气血不能温养筋脉皮肉，临床常出现的症状包括颈部不适、头晕头痛、上肢麻木疼痛等。中医药治疗颈椎病根据审证求因、辨证论治的原则，多运用具有补肝肾、强筋骨、祛风寒、通筋络作用的药物为主。吴门医派向来重视对颈椎病的研究，并一直在保守治疗颈椎病方面发挥着极其重要的作用。姜宏在颈椎病治疗上多运用益气活血药物，如具有活血效果的桃仁、红花、丹参等。药理研究表明具有活血功效的中药可降低 IL-1、IL-6 在髓核中的含量，降低椎间盘软骨细胞凋亡率，提高细胞外基质含量，改善椎间盘的营养环境，从而延缓椎间盘退变。姜宏长期致力于运用中医药保守治疗颈椎病的研究，在络病理论的基础上进行治疗，临床效果良好。

一、病因病机

本病的发病机制大多认为与颈部慢性长期反复劳损，如反复落枕、姿势不良、头颈部外伤（颈椎或椎间盘损伤）、颈椎或颈椎间盘慢性退行性变、炎症（尤其是咽喉部炎症）及畸形等诸多因素有关。本病起病缓慢，由于病变部位的不同，临床症状及体征变化多端。临床上分为颈型（局部型）、神经根型、交感神经型、椎动脉型、脊髓型、其他型等。流行病学调查发现，颈椎病高发年龄在 30～50 岁，目前有年轻化的趋势。

颈椎病，在中医学中属"痹证"范畴。陈无择《三因极一病证方论》中指出："大抵痹之为病，寒多则痛，风多则行，湿多则著。在骨则不举，在脉则凝不流，在筋则屈而不伸，在肉则不仁，在皮则寒。""痹"，是闭塞不通的意思。痹证是因感受风、寒、湿之邪引起的以肢体、关节疼痛、酸楚、麻木、重着以及活动障碍为主要症状的病证，临床上具有渐进性或反复发作、病程长、疼痛难以忍受等特点。颈椎病症状反复，部分患者出现肢体麻木无力、皮肤感觉减退等症，正如《金匮要略》言"邪在络，肌肤不仁"，病邪侵及络脉而致广泛分布于体表的络脉气血运行难以畅达，故见感觉减退、木而不仁等症状，即叶天士所言"经年宿疾，病必在络""虚络不容"。久病入络，久痛入络，则形成络病。六淫外感、劳倦内伤、外伤跌扑、禀赋不足等皆可导致颈椎病。颈椎病属于本虚标实之证，以肝肾、脾胃受损，气血不足，筋骨失养为本；风、寒、湿邪或痰瘀痹阻，经脉不通为标。本病发展由轻到重、由经到络，主要病机是气血痹阻不通，筋脉关节失于濡养所致。治宜祛风散寒、除湿通络以治标，益气健脾、柔肝养阴、荣养经络以治本。

综上所述，颈椎病的病因可概括为内因肾虚，复感外邪侵袭；病机上颈椎病多病久，气血不通，经络阻滞，与络病的病机易滞易瘀，易入难出，易积成形相符合，即"久病入络"。值得注意的是，当外邪峻烈，亦可从肌肤腠理直接入络脉，导致络脉病变，即"新病入络"。

二、临床表现

颈部作为人体的重要部分，承担着连接头部及躯体的重要作用。重要的神经、血管、食管、气道等均通过颈部，血液、神经传导等均通过颈部通达头部及躯干肢体，类似于络脉"行气血"的作用。"以通为用"亦是颈椎的生理特点，而"不通"则是颈椎病的病理实质。颈椎病常出现的征兆有经常性头晕，手指发麻、无力，肩部发酸、反复"落枕"，经常性偏头痛，恶心，耳鸣，听力减退，心慌，胸闷，久治不愈的低血压、高血压，不明原因的内脏功能紊乱、心律不齐等。

颈椎病的临床表现特点可概括为：①"痛"，疼痛，包括头痛，颈、肩、背、上肢酸痛胀痛，疼痛多沿肩臂向拇指、示指、中指放射，疼痛位于左前胸时，多与心绞痛相混淆；疼痛位于上肢及肩胛带时，多与肩周炎相混淆。②"麻"，肢体麻木、无力，上肢麻木、无力，或行走无力、跛行，系由于脊髓的椎体侧束刺激而致。③"眩"，眩晕、恶心、呕吐，精神不振，记忆力下降，甚则突然猝倒，系增生的骨质压迫椎动脉引起。④"花"，视物模糊，视力下降。⑤"聋"，耳鸣、耳聋、听力下降。⑥"瘫"，有时表现为上肢瘫软无力，甚或双下肢痉挛，行走困难，脚下不稳，如踩棉花。

三、中医辨证分型

西医将颈椎病主要分为颈型颈椎病、神经根型颈椎病、脊髓型颈椎病和其他型颈椎病。中医在颈椎病分型方面未有明确的分型，中医治疗颈椎病总的来讲是通过外治、内治两大方面实现的。外治法形式多样，主要有推拿、针灸、中药外敷、牵引等。内治法主要是服用中药及中成药。内治法的内容包括辨型、辨证与辨期，姜宏在长期研究骨伤科疾病的过程中，认为中医药在颈椎病治疗方面具有独特的优势，包括方法多样、互相补充、安全无害、可持续作用等，并将颈椎病辨型分为风寒湿阻型、气滞血瘀型、痰湿阻络型、肝肾亏虚型、气血亏虚型五型；辨证分为痹证、痉证、痿证三证；辨期分为急性期、缓解期两期。

姜宏认为颈椎病的发生常由于患者感受风、寒、湿邪，致使颈部疼痛，甚至出现麻木牵及四肢，此种症状与中医"痹证"相符，以独活寄生汤加减作为治疗基础。颈椎病急性发作可见项背强直、上肢肌张力增高，甚至生理反射亢进，此种症状亦与中医"痉证"相符，以牵正散加味组合治疗。对于颈椎病缓解期，疼痛感减轻，但患者的神经根受压情况往往无法得到改善，麻木的感觉经常持续存在，造成上肢无力、下肢行走失稳等表现，这与中医"痿证"相符，以补阳还五汤加减治疗。对于颈椎病，通过痹证、痉证、痿证的中医理论分析，临床上亦可予益气活血之消髓化核汤加减治疗。

四、治则用药

吴门医派络病学说认为，络脉的基本生理功能是"行气血"，络脉的气血通畅调达对维持人体的生命活动和保持机体内环境稳定具有重要作用。由于络脉的生理特点和其运行气血的生理功能，络脉致病的特点往往表现为易滞易瘀、易入难出、易积成形，其病理实质可概括为"不通"。因此，从络脉的致病特点及病理表现出发，络病治疗的根本目的在于保持络脉中气血运行通畅，即"络以通为用"的治疗原则。姜宏基于吴门医派络病理论基础，提出颈椎病的发生是由于颈项部经络气血运行失畅而引起颈项部疼痛，主要外因有跌扑损伤、感受外邪等，其病机为肝肾亏损，筋骨失养，气血不能温养筋脉皮肉，病情发展由轻到重、由经到络。临床常出现的症状包括颈部不适、头晕头痛、上肢麻木疼痛等。中医药治疗颈椎病根据审证求因、辨证论治的原则，多运用具有补肝肾、强筋骨、活血祛瘀通络作用的药物。

《素问·调经论》提出："病在脉，调之血，病在血，调之络。"因此"通络"是从络病学说治疗颈椎病的基本治则，从而恢复络脉"以通为用"的生理功能，具体治法有疏通经络气血。辛味药、虫类药、藤类药及络虚通补药是通络的主要药物。"辛散横行入络""非辛香无以入络""病在脉络，为之辛香以开通"，对于颈椎病的治疗尤其要重视辛味药物的使用，即"络以辛为泄"。因颈椎病的引经药物多味辛，故临证主张用辛香走窜之品，畅达经络。

中医学对本病有丰富的治疗经验，历代医家有不少论述，如《灵枢·五邪》"邪在肾，则病……肩背颈项痛"；《素问·厥论》"少阳厥逆，机关不利。机关不利者，腰不可以行，项不可以顾"；《素问·至真要大论》"诸痉项强，皆属于湿"等。在治疗方面，除有较丰富的方药外，还有手法、牵引、练功导引及针灸等疗法的记载，对这些宝贵财富认真发掘，加以继承，大大充实了现代以中医为主的综合疗法的内容，并在临床工作中取得了一定的进展。在中医药促进颈椎间盘突出症的重吸收过程中，姜宏研究发现，相较于腰椎，颈椎节段的重吸收现象较为罕见，这与颈椎的生理特点、自然病程等多方面因素相关。颈椎活动度较大，且其病者发病年龄较高，患者常伴有明显的退行性变，这对重吸收的发生不利。

脊髓型颈椎病作为颈椎病中一种特殊的类型，西医学认为重度脊髓型颈椎病患者应采用手术方法治疗，但对于早期轻度、中度脊髓型颈椎病的适应证和手术时间还没有统一的结论。手术可以有效解除脊髓的压迫，但其并发症也困扰着患者和医生。脊髓型颈椎病的治疗应注意对于每一位患者的诊断都能做到"症""影"结合；对于脊髓型颈椎病脊髓与神经根所造成的严重危害性（包括潜在危害），一方面，应予以充分认识，具有手术指征，尽早采用手术干预以解除致压；另一方面，也必须承认，只要适应证把握得当，对部分早期脊髓型颈椎病患者保守治疗也是安全有效的，对于早期脊髓型颈椎病可以在严格的观察下采用中医治疗。

第二节　引经药治疗颈椎病

一、引经药物在颈椎病治疗中的作用

引经药，亦称引经报使药，即"引诸药直达病所"，此理论起源于张元素《珍珠囊》，他确立的十二经引经药，成为重要的中医药理论基础。引经含义有二：一是引导其他药物进入所属的脏腑经络；二是引导其他药物到达疾病所在部位，即引经药物既归某经又可引导某药入其经，着重强调中药的引导作用。骨伤科疾病治疗中，常利用某些药物对人体某些部位较强的选择性作用，引导其他药物达到特定的部位，从而提高临床疗效。如清代古籍《跌打秘方》中也用歌诀介绍部位引经法："凡用引经之药，上部用川芎，手用桂枝，头用白芷，胸腹用白芍，脐下用黄柏，左肋用青皮，右肋用枳壳，腰用杜仲，下部用牛膝，足用木瓜，身用羌活、当归。不论跌打损伤，须要用香附。"

颈椎病病位在头颈部，若颈部外伤、姿势不正、长期低头伏案、劳损等原因，使颈部气血通道闭塞，则出现头痛、头晕、项背强直、活动牵掣、手指麻木、耳鸣、恶心等症，多为肝经、肾经、膀胱经、督脉病变。姜宏临证多从补益肝肾、疏通经络入手治疗，而补益肝肾之品性多沉降，难以到达头颈部而发挥作用，故临床多运用川芎、柴胡等引经药物。川芎治疗各经头痛都有很好的疗效，被称为"主血虚头痛之圣药"，对于颈椎病伴有头痛不适者，临证加入川芎一味每获良效。柴胡，味苦，性微寒，厥、少二经的引经药，可随经气上下，能升能降，具升清阳、降浊阴之效，对于疏通头颈部气机具有重要作用。颈椎病属"项痹"，纵观古代头颈部用药的经典方剂，殊途同归，都离不开川芎与柴胡"引经报使"，如通窍活血汤、川芎茶调散等。颈背为诸脉会通之处，故姜宏临证多根据症状归经选择使用引经药物。临床见颈背疼痛不适，连及头后部，使用太阳经引药，如羌活、蔓荆子、川芎等；头痛牵及头部两侧，用少阳经引药，如柴胡、川芎、黄芩等；前额及眉棱骨疼痛，用阳明经

引药，如升麻、白芷、葛根、知母等；巅顶疼痛，用厥阴经引药，如吴茱萸、藁本、细辛等；颈项部疼痛，活动不利，伴肌肉紧张，则使用白芷、葛根等。

肝主筋，肾主骨，伤科疾患多累及筋骨，姜宏亦多从肝、肾立论治疗颈椎病等伤科疾患。临证多运用杜仲、牛膝等入肝、肾经的药物，补肝肾，强筋骨。此外，对于虚证项痹，使用肉桂、当归等补益之品，此类药物质重沉降，临证需要配合使用柴胡、桔梗、升麻等药物载药上达头颈，引药归经，以获良效。此外，姜宏继承了石氏伤科的气血理论，提倡颈椎病从气血论治，临证多使用乳香、没药、冰片等药物引药入心经，这一理论也被姜宏广泛应用于临床。

二、临床常用引经药

1. 葛根　葛根甘辛，性凉，轻扬升散，可引药入阳明经，善于缓解外邪侵袭郁阻，经气不利所致的项背强痛。因此，对于外邪侵袭阻滞，经脉不利，出现"项背强几几"且伴有外感症状的颈椎病患者尤为适宜。此外，葛根尚能扩张血管，降低外周阻力，具有降压作用，亦可缓解因高血压所致的颈项不适症状，临证中常用葛根 30～60 g。

2. 川芎、柴胡　川芎辛温升散，上行头目，引药上行，专治头脑诸疾，《神农本草经》："主中风入脑，头痛，寒痹，筋挛缓急。"颈椎病病位在头颈部，往往伴有头痛、头颈部不适等临床症状，故川芎作为治疗头痛的主药，无论寒热虚实均可配伍用之，临证使用往往具有良好疗效，正如李东垣言："头痛需用川芎。"此外，川芎作为"血中气药"，尤善通达气血，正如《本草汇言》："味辛性阳，气善走窜而无阴凝黏滞之态，虽入血分，又能去一切风，调一切气。"川芎善行，能引诸药上行头目，直达病位，临证使用往往效如桴鼓。柴胡味苦，性微寒，为厥、少二经的引经药。可随经气上下，能升能降，可疏通头颈部气机。姜宏临证多从补益肝肾、疏通经络入手，而补益肝肾之品性多沉降，难以到达头颈部而发挥作用，故临床多运用川芎、柴胡"引经报使"，每获良效。

3. 羌活　羌活辛温发散，味苦燥湿，气味雄厚，具有较强的祛风湿、止痛作用。因其入太阳膀胱经，以除头项、肩背之痛见长，《珍珠囊》言："太阳颈头痛，去诸骨节疼痛。"在颈椎病的治疗上，石氏伤科以六经理论为依据，认为太阳膀胱经与少阴肾经互为表里，如果少阴精血亏虚，肾气化生匮乏，则无以起启督脉气血，不能濡润太阳之表，难以推动脉气周身；同时少阴肾气乏力，以使太阳膀胱气化不利，气不化津，水精不布，水液不能滋养经脉，从而导致阳气不利，经血不畅，气血瘀凝之病机。石氏伤科认为羌活能助膀胱气化，行太阳之表，通经脉气血，畅督脉经气，故以其作为颈部伤疾的引经要药。

4. 杜仲、牛膝 肾为先天之本，主骨生髓；肝为刚脏，主筋利关节，伤科疾患与"筋骨"密切相关，因此从肝肾论治是伤科治疗的基础，正如《神农本草经》言："杜仲……补中，益精气，坚筋骨。"杜仲、牛膝归肝、肾经，均可补肝肾，强筋骨，且牛膝善引药下行入肝、肾，因此，对于由虚引起的项痹（颈椎病），往往可用杜仲与牛膝配伍。

5. 麝香 麝香辛温，开通走窜，可行血中瘀滞，开经络之壅遏，具有良好的活血通经功效。《本草纲目》言："盖麝走窜，能通诸窍之不利，开经络之壅遏。"石氏伤科传人施杞善用麝香保心丸治疗颈椎病，取其芳香走窜开窍之力以通络。姜宏认为麝香辛温，入心经，而心主血脉，因此具有良好的活血化瘀，通经止痛功效。因麝香稀缺，姜宏在继承施杞用药特点的基础上，临证使用乳香、没药代替。乳香、没药同样入心经，且具有较好的活血化瘀止痛功效，亦可作为引经药治疗颈椎病。对椎动脉型颈椎病，眩晕症状为甚者，多用麝香保心丸治之，每获良效。

6. 辛夷、桔梗 辛夷、桔梗均味辛发散。辛夷辛温发散，芳香通窍，其性上达，《神农本草经百种录》言："头目之病，药不能尽达者，此为之引。"桔梗之品性散上行，为"舟楫之剂"，载药上行，达于上焦，《珍珠囊药性赋》言其："为诸药之舟楫，为肺部之引经。"在颈椎病的治疗中，此两味药可作为上焦头面部的引经药使用，引诸药上行，直达病所。

第三节 验案分析

验案一 颈痛逐瘀汤治疗颈型颈椎病

梁某，女，21 岁。

[初诊] 2018 年 10 月 15 日。

主诉：颈痛不适间作 3 个月。

病史：患者自诉平时长期低头伏案，3 个月前开始出现颈痛不适，严重时肌肉僵硬伴头痛，怕风、怕冷，容易感冒流涕，否认外伤史，无头晕呕吐等不适，食纳可，二便正常。

查体：颈部叩压痛（＋），上肢无牵痛及麻木，颈部活动欠利，臂丛神经牵拉试验（－），椎间孔挤压试验（－），霍夫曼征（－），上肢肌力正常，腱反射正常。舌淡，苔薄白，脉浮细。

X 线表现：枢椎齿突距寰椎左右侧块距离不等，颈椎反弓，椎体及小关节未见增生及破坏，椎间隙未见狭窄（图 3-2）。

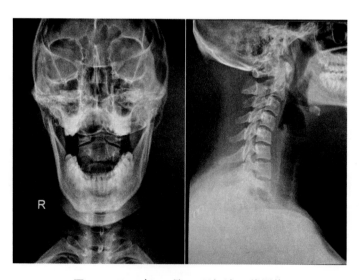

图 3-2 2018 年 10 月 15 日初诊 X 线图像

诊断：颈型颈椎病。

治法：益气疏风，通络止痛。

处方：颈痛逐瘀汤加减。川芎 30 g，防风 15 g，细辛 3 g，白芷 10 g，羌活 10 g，地龙 10 g，葛根 30 g，白术 10 g，甘草 6 g，延胡索 6 g。7 剂，每日 1 剂，分 2 次饭后温服。

忌低头伏案，颈部功能锻炼，适当参加体育活动。

[二诊]（2018 年 10 月 23 日）患者诉服药后颈痛症状有所缓解，但颈项部怕风，感寒后颈部肌肉僵硬，时有头痛，食纳可，二便正常。

查体：颈部轻压痛，颈部活动欠利，上肢无牵痛及麻木，病理反射未引出。舌淡，苔薄白，脉浮。

处方：颈痛逐瘀汤加减。川芎 30 g，防风 15 g，细辛 3 g，白芷 10 g，羌活 10 g，葛根 30 g，白术 10 g，甘草 6 g，荆芥 10 g，桂枝 6 g。14 剂，每日 1 剂，分 2 次饭后温服。

忌低头伏案，颈部功能锻炼，适当参加体育活动。

[三诊]（2018 年 11 月 10 日）患者诉颈部疼痛症状大为缓解，低头伏案后出现颈部僵硬不适，已无头痛，感寒怕风症状有缓解，但不彻底，食纳可，二便正常。

查体：颈部轻压痛，颈部活动尚可，上肢无牵痛及麻木，病理反射未引出。舌淡，苔薄白，脉细。

处方：颈痛逐瘀汤加减。川芎 30 g，防风 15 g，细辛 3 g，白芷 10 g，羌活 10 g，白术 10 g，甘草 6 g，炙黄芪 10 g。14 剂，每日 1 剂，分 2 次饭后温服。

颈部功能锻炼。

[四诊至六诊]（2018 年 12 月 25 日—2019 年 2 月 24 日）患者每 2 周左右复查一次，末次随访时诉颈部疼痛症状已经消失，头痛无再作，感寒怕风症状大为缓解，食纳可，二便正常。

查体：颈部无明显压痛，颈部活动可，上肢无牵痛及麻木，病理反射未引出。嘱患者勿长期低头，颈部功能锻炼。

按：患者颈痛不适间作 3 个月，长期伏案低头，伴有头痛不适，怕风、怕冷，容易感冒流涕，舌淡，苔薄白，脉浮细。素体气虚，卫外不固，风邪外袭，循经上犯，经络不通，清阳不升，故见头痛、颈痛。予颈痛逐瘀汤加减治疗。方中川芎、防风、细辛、白芷、羌活取川芎茶调散之意，疏风止痛；白术配防风取玉屏风散之意，益气固表；地龙通络止痛，延胡索行气止痛，川芎血中气药，三药伍用，缓解疼痛症状；葛根改善颈项部肌肉僵硬症状。二诊时患者疼痛症状有所缓解，感寒怕风，故去延胡索、地龙，加入荆芥、桂枝温阳祛风，解表散寒。三诊时患者症状已经大为缓解，取川芎茶调散及玉屏风散之意，益气固表以治本，疏风止痛以治标。颈型颈椎病是以颈部疼痛不适为主要症状的一种颈椎病类型，一般不伴有神经症状，治疗中可以发现此类颈椎病中的部分患者伴有风邪外袭，循经上犯的特点，因此可以从祛风止痛入手。颈痛逐瘀汤是在川芎茶调散的基础上进行辨证加减而成，现已成经验方，对于此类病患，临证治疗往往效如桴鼓。

验案二 逐痰通络汤治疗神经根型颈椎病

金某，女，41岁。

[初诊] 2023年5月26日。

主诉：颈肩部疼痛间作2个月，加重伴右上肢疼痛麻木1周。

病史：患者自诉2个月前劳累后开始出现颈肩部疼痛不适，休息后可缓解。1周前症状加重伴右上肢疼痛麻木。乏力头晕，昏沉，食纳差，二便尚调。

查体：颈部叩压痛，右上肢牵痛伴麻木，颈部活动欠利，臂丛神经牵拉试验（+），椎间孔挤压试验（+），霍夫曼征（-），上肢肌力正常，腱反射正常。舌淡，苔白腻，脉弦滑。

MRI表现：颈椎曲度变直，椎体边缘增生。C5-C6、C6-C7椎间盘向后侧突出，相应水平硬膜囊及两侧神经根受压，脊髓受压但信号正常。所示椎管内未见异常信号（图3-3）。

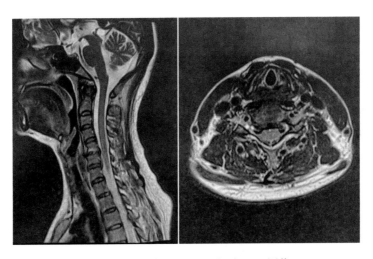

图 3-3　2023年5月26日初诊MRI图像

诊断：神经根型颈椎病。

治法：行气化痰，通络止痛。

处方：逐痰通络汤加减。姜半夏20 g，炒白术30 g，生葛根30 g，延胡索 15 g，川芎 10 g，茯苓 30 g，甘草 6 g，枳壳 10 g。7 剂，每日 1 剂，分 2 次饭后温服。

忌低头伏案，颈部功能锻炼。

［二诊］（2023 年 6 月 4 日）患者诉服药后颈痛症状有所缓解，但右上肢牵痛麻木症状缓解不显，食纳尚可，颈部怕风，二便正常。

查体：颈部叩压痛，右上肢牵痛伴麻木，颈部活动欠利，臂丛神经牵拉试验（＋），椎间孔挤压试验（＋），霍夫曼征（－），上肢肌力正常，腱反射正常。舌淡，苔白腻，脉弦。

处方：逐痰通络汤加减。姜半夏 20 g，炒白术 30 g，生葛根 30 g，延胡索 15 g，川芎 10 g，茯苓 30 g，甘草 6 g，枳壳 10 g，炙黄芪 20 g，桂枝 6 g，大枣 6 g。7 剂，每日 1 剂，分 2 次饭后温服。

忌低头伏案，颈部功能锻炼。

［三诊］（2023 年 6 月 11 日）患者诉颈部疼痛症状明显缓解，右上肢牵痛症状稍缓解，麻木症状缓解不显，食纳一般，二便正常。

查体：颈部轻压痛，颈部活动欠利，臂丛神经牵拉试验（＋），椎间孔挤压试验（＋），霍夫曼征（－），上肢肌力正常，腱反射正常。舌淡，苔白，脉弦。

处方：逐痰通络汤加减。姜半夏 20 g，炒白术 30 g，生葛根 30 g，延胡索 15 g，川芎 10 g，茯苓 30 g，甘草 6 g，枳壳 10 g，炙黄芪 20 g，桂枝 6 g，大枣 6 g，红景天 30 g。14 剂，每日 1 剂，分 2 次饭后温服。

忌低头伏案，颈部功能锻炼。

［四诊至五诊］（2023 年 6 月 26 日—2023 年 7 月 11 日）患者每半个月复查，其间转方一次，口服三诊方 1 个月后自诉颈部疼痛症状已经消失，右上肢牵痛症状大为减轻，麻木症状开始减轻，食纳可，二便正常。

查体：颈部无明显压痛，颈部活动可，上肢无牵痛及麻木，病理反射未引出。

处方：黄芪桂枝五物汤加减。生黄芪 20 g，炙黄芪 20 g，炒白芍 10 g，当归 10 g，川芎 6 g，桂枝 10 g，春柴胡 6 g，大枣 6 g，红景天 30 g，生甘草 6 g。14 剂，每日 1 剂，分 2 次饭后温服。

忌低头伏案，颈部功能锻炼。

[六诊]（2023 年 7 月 25 日）患者再服上方半个月，六诊时诉右上肢牵痛症状已经消失，麻木症状明显减轻，食纳可，二便正常。

查体：颈部无明显压痛，颈部活动可，上肢无牵痛及麻木，病理反射未引出。

颈部功能锻炼。

[七诊]（2023 年 8 月 27 日）患者 1 个月后复查，疼痛麻木症状已经消失，仅劳累或长期伏案低头后出现颈部酸痛，食纳可，二便调。嘱患者停服药物，节饮食，畅情志，加强颈部功能锻炼。

按：患者颈肩部疼痛牵及右上肢，舌淡，苔白腻，脉弦，证属气滞痰凝，不通则痛，故予逐痰通络汤加减治疗。方中姜半夏、炒白术、茯苓益气化痰，川芎、枳壳行气，延胡索行气止痛，葛根缓解颈项部肌肉不适，共奏行气化痰，通络止痛之效。二诊时疼痛麻木症状缓解不显，故加入黄芪桂枝五物汤温经通痹。三诊时症状已开始缓解，五诊时疼痛症状消失，麻木症状残留，故予黄芪桂枝五物汤温经通痹，治疗麻木症状。末次随访时麻木症状已经消失。神经根型颈椎病病程相对较长，久病多痰，临证可从"痰"立论，痰阻经络，不通则痛，痰阻清阳不升，同时可伴有头晕、昏沉等症状。对于属痰阻经络的患者，可用逐痰通络汤治疗。此外，黄芪桂枝五物汤原是治疗血痹麻木的方剂，气血不足，加被微风，血行不畅，失于濡养，症见肌肤麻木不仁。神经根型颈椎病神经根压迫导致的患肢麻木与其有相似之处，临证可使用此方治疗麻木症状，往往有效。

验案三 消髓化核汤治疗早期脊髓型颈椎病

程某，女，49 岁。

[初诊] 2012 年 6 月 30 日。

主诉：颈部疼痛伴双手麻木 3 个月。

病史：患者自诉既往无外伤史，3 个月前开始出现颈部疼痛伴双手麻木，休息后无缓解。

查体：颈椎生理弧度变直，C5-C6 后方颈部压痛（+），向双上肢放射，双侧臂丛牵拉试验（+），双上肢皮肤感觉减退，双上肢肌力正常，双侧霍夫曼征（−），夹纸试验（−），膝腱反射活跃，跟腱反射活跃，踝阵挛（−），JOA 评分 14 分。舌微白，苔腻，脉滑。

MRI 表现：颈椎生理弧度变直，MRI 平扫可见 C5-C6 椎间盘突出，硬膜囊受压，脊髓信号改变（图 3-4）。

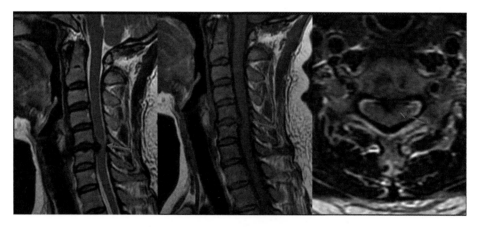

图 3-4 2012 年 6 月 30 日初诊颈椎平扫 MRI 图像

诊断：C5-C6 椎间盘突出症（早期脊髓型颈椎病）。

治法：益气化瘀，通络利湿止痛。

处方：消髓化核汤加减。生黄芪 20 g，炙黄芪 20 g，防己 10 g，当归 10 g，川芎 15 g，炒白术 10 g，地龙 10 g，水蛭 6 g，威灵仙 10 g，木瓜 10 g，白芥子 6 g，制南星 10 g，生薏苡仁 10 g，制川乌 6 g，制草乌

6 g。14 剂，每日 1 剂，分 2 次饭后温服。

乙哌立松片 50 mg，每日 1 次，口服 2 周。迈之灵片 300 mg，每日 1 次，口服 2 周。

密切观察病情变化，如有症状加重及时手术治疗。减少低头工作时间，颈部避免剧烈活动。

[二诊]（2012 年 7 月 17 日）患者服药后疼痛稍缓解，双上肢仍麻木，舌质淡红，苔腻，脉滑。

查体：双侧臂丛牵拉试验（＋），双上肢皮肤感觉减退，双上肢肌力正常，双侧霍夫曼征（－），膝腱反射活跃，跟腱反射活跃，踝阵挛（－）。

处方：消髓化核汤加减。生黄芪 20 g，炙黄芪 20 g，防己 10 g，当归 10 g，川芎 15 g，炒白术 10 g，地龙 10 g，水蛭 6 g，威灵仙 10 g，木瓜 10 g，白芥子 6 g，连翘 10 g，生薏苡仁 10 g。14 剂，每日 1 剂，分 2 次饭后温服。

[三诊至七诊]（2012 年 8 月 7 日—2012 年 10 月 5 日）患者续服二诊方，每半个月复诊一次，复诊期间仍注意减少低头工作时间。七诊时颈部疼痛好转，双上肢仍感麻木。

查体：双侧臂丛牵拉试验（＋），双上肢皮肤感觉减退，双上肢肌力正常，双手握力 V 级，双侧霍夫曼征（－），膝腱反射活跃，跟腱反射活跃，踝阵挛（－）。

处方：消髓化核汤加减。生黄芪 20 g，炙黄芪 20 g，防己 10 g，当归 10 g，川芎 15 g，炒白术 10 g，地龙 10 g，水蛭 6 g，威灵仙 10 g，木瓜 10 g，白芥子 6 g，连翘 10 g，生薏苡仁 10 g。90 剂，每日 1 剂，分 2 次饭后温服。

于 2012 年 10 月 5 日第一次复查颈椎 MRI（图 3-5），突出物未吸收，疼痛症状稍缓解，双上肢仍麻木，JOA 14 分。

密切观察病情变化，如有症状加重及时手术治疗。

[八诊]（2012 年 11 月 6 日）患者继续服中药治疗，诉颈项部疼痛明显好转，双上肢麻木感仍存在，继续消髓化核汤加减治疗。

处方：消髓化核汤加减。生黄芪 20 g，炙黄芪 20 g，防己 10 g，当归 10 g，川芎 15 g，炒白术 10 g，地龙 10 g，水蛭 6 g，威灵仙 10 g，木

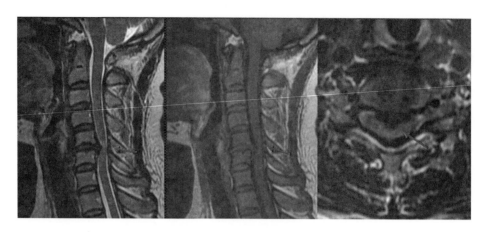

图 3-5　2012 年 10 月 5 日复查 MRI 平扫图像

瓜 10 g，白芥子 6 g，连翘 10 g，生薏苡仁 10 g，制川乌 6 g，制草乌
6 g，制南星 10 g，片姜黄 10 g，葛根 30 g，川楝子 10 g，延胡索 10 g。
14 剂，每日 1 剂，分 2 次饭后温服。

　　[九诊至十三诊]（2012 年 11 月 20 日—2013 年 3 月 13 日）患者每月
复诊一次，间断续服八诊方，十三诊时颈部及上肢麻木等症状基本消失。

　　查体：双侧臂丛牵拉试验（－），压顶试验（－），双上肢皮肤感觉正
常，双手握力Ⅴ级，双侧霍夫曼征（－），膝腱反射正常，跟腱反射正常，
踝阵挛（－）。第二次复查颈椎 MRI 显示突出物未吸收，但临床症状缓解
（图 3-6）。十三诊后停服中药。

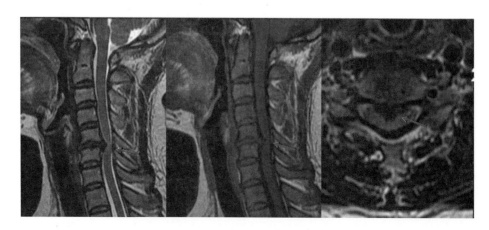

图 3-6　2013 年 3 月 13 日复查 MRI 平扫图像

处方：消髓化核汤合金铃子散加减。生黄芪20 g，炙黄芪20 g，防己10 g，当归10 g，川芎15 g，炒白术10 g，地龙10 g，水蛭6 g，威灵仙10 g，木瓜10 g，白芥子6 g，连翘10 g，生薏苡仁10 g，制川乌6 g，制草乌6 g，制南星10 g，片姜黄10 g，葛根30 g，川楝子10 g，延胡索10 g。60剂，每日1剂，分2次饭后温服。

［十四诊］（2014年3月12日）患者诉颈部疼痛及双上肢麻木未再复发。第三次复查颈部MRI平扫显示突出物未吸收（图3-7），症状未加重，颈椎JOA评分16分。

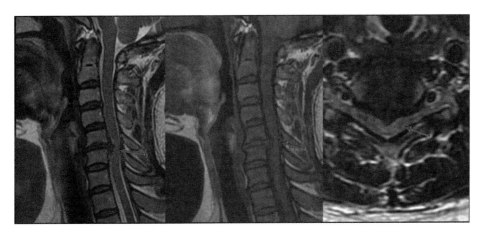

图3-7　2014年3月12日复查MRI平扫图像

［十五诊］（2019年7月23日）患者无明显不适主诉，无颈部疼痛及双上肢麻木感。

查体：颈部无压痛，双侧臂丛牵拉试验（－），压顶试验（－），双上肢皮肤感觉正常，双手握力Ⅴ级，双侧霍夫曼征（－），JOA评分17分。第四次复查颈椎MRI显示突出物仍未吸收（图3-8）。

［十六诊］（2022年10月20日）患者颈部无异常不适、无颈部疼痛及双上肢麻木感。

查体：颈部无压痛，双侧臂丛牵拉试验（－），夹纸试验（－），双上肢皮肤感觉正常，双手握力Ⅴ级，双侧霍夫曼征（－），JOA评分17分。第五次复查颈椎MRI显示突出物仍未吸收（图3-9）。

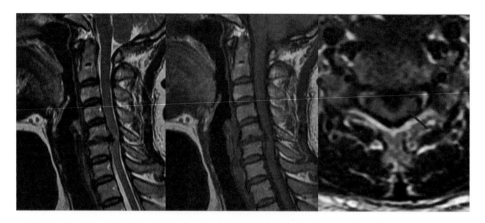

图 3-8　2019 年 7 月 23 日复查 MRI 平扫图像

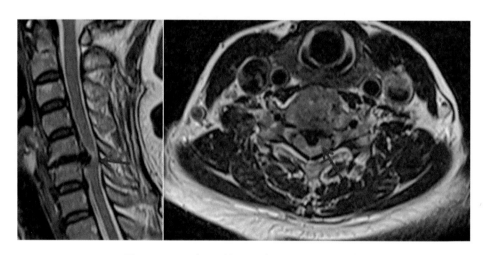

图 3-9　2022 年 10 月 20 日复查 MRI 平扫图像

按：患者颈痛牵及双上肢麻木 3 个月，急性期疼痛剧烈，膝腱反射活跃，跟腱反射活跃，颈椎 MRI 提示 C5-C6 椎间盘巨大突出，硬膜囊受压，脊髓信号改变，诊断为早期脊髓型颈椎病，予以消髓化核汤加乌星止痛汤治疗。2 周后疼痛减轻，即去制川草乌、制南星。治疗期间密切观察，未出现中重度脊髓型颈椎病症状，经保守治疗后，症状明显缓解，但影像学检查提示未发生重吸收。颈椎间盘突出是椎间盘退变的一种病理过程，退变一开始就预示该节段稳定程度减弱。退变不一定导致椎间盘突出，而椎间盘突出也不代表临床发病，仅预示为临床上出现脊髓或神经根受压的病理基础。本例患者虽然影像学 MRI 显示髓核突出体积大，但治疗及随访期间临床症状逐渐减轻，并未出现椎间盘变性、下肢肌力减弱、踩棉感等不适，对于巨大型的颈椎间盘突出可以在严格的观察下采用中医治疗，把握好保守治疗指征及适应证是关键。

验案四　消髓化核汤治疗早期脊髓型颈椎病

梁某，男，35 岁。

[初诊] 2020 年 4 月 2 日。

主诉：颈部疼痛牵及右上肢乏力麻木 1 个月。

病史：患者于 1 个月前出现颈部疼痛伴右侧上肢麻木、无力。近日症状稍加重，行走无踩棉感，胸部无束带感。

查体：颈部生理弧度稍直，颈后压痛（＋），右侧椎间孔挤压试验（＋），右侧臂丛牵拉试验（＋），右手霍夫曼征（＋），右上肢肌力Ⅳ级，右侧夹纸试验（＋），跟膝腱反射正常，踝阵挛（－），双侧巴宾斯基征（－）。舌红，苔薄腻，脉弦滑。

MRI 表现：颈椎生理弧度变直，C4-C5 椎间盘巨大突出。突出物超过椎体后缘 7 mm 以上，边缘整齐；突出物较大，压迫硬膜囊；突出率 70.2%（图 3-10）。

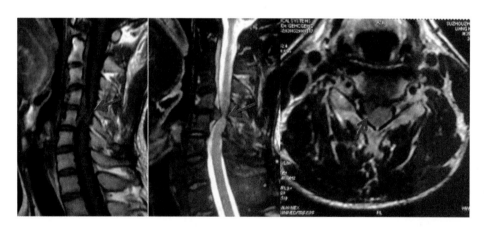

图 3-10　2020 年 4 月 2 日初诊 MRI 图像

诊断：C4-C5 颈椎间盘突出症（早期脊髓型颈椎病）。

治法：益气活血，化痰利湿。

处方：消髓化核汤加减。生黄芪 20 g，当归 10 g，防己 10 g，威灵仙 10 g，木瓜 10 g，烫水蛭 6 g，白芥子 6 g，川牛膝 10 g，焦山楂 20 g，茯苓 10 g，生薏苡仁 10 g，生白术 10 g。14 剂，每日 1 剂，分 2 次饭后温服。

甲钴胺片 500 μg，每日 3 次，口服 2 周。迈之灵片 300 mg，每日 2 次，口服 2 周。

[二诊]（2020 年 4 月 16 日）患者服药 2 周后疼痛稍缓解，右上肢麻木，夜寐可，舌质淡红，苔薄白，脉弦。

查体：颈部生理弧度稍直，颈后压痛（＋），右侧椎间孔挤压试验（＋），右侧臂丛牵拉试验（＋），右手霍夫曼征（＋），右侧夹纸试验（＋），跟膝腱反射正常，踝阵挛（－），双侧巴宾斯基征（－）。

处方：消髓化核汤加减。生黄芪 20 g，当归 10 g，防己 10 g，威灵仙 10 g，木瓜 10 g，烫水蛭 6 g，白芥子 6 g，川牛膝 10 g，焦山楂 20 g，茯苓 10 g，生薏苡仁 10 g，生白术 10 g。14 剂，每日 1 剂，分 2 次饭后温服。

甲钴胺片 500 μg，每日 3 次，口服 2 周。

颈托固定。

[三诊至十诊]（2020 年 4 月 30 日—2020 年 7 月 30 日）患者服用中药 1 个月后三诊复查，诉疼痛明显好转，目前右上肢仍有麻木，自诉乏力症状有改善。

查体：颈后压痛（－），右侧臂丛牵拉试验（＋），右手霍夫曼征（＋），右侧夹纸试验（－），跟膝腱反射正常，踝阵挛（－），双侧巴宾斯基征（－）。

处方：消髓化核汤加减。生黄芪 20 g，当归 10 g，防己 10 g，威灵仙 10 g，木瓜 10 g，烫水蛭 6 g，白芥子 6 g，川牛膝 10 g，焦山楂 20 g，茯苓 10 g，生薏苡仁 10 g，生白术 10 g。100 剂，每日 1 剂，分 2 次饭后温服。

嘱患者减少低头工作时间，做适当的颈部后伸练习。

[十一诊]（2020 年 8 月 20 日）患者服用中药方共 4 个月后，颈部疼痛消失，右上肢麻木感明显减轻，右上肢乏力症状消失。

查体：颈后压痛不显，双侧椎间孔挤压试验（－），右侧臂丛牵拉试验（±），右侧霍夫曼征（－）。

停服中药。

[十二诊]（2021 年 4 月 2 日）1 年后随访，患者颈部无明显疼痛，右上肢无麻木感。

查体：颈后压痛不显，双侧椎间孔挤压试验（－），右侧臂丛牵拉试验（－），右侧霍夫曼征（－）。复查 MRI 平扫显示突出物明显重吸收，突出率 0，吸收率 100%（图 3-11）。

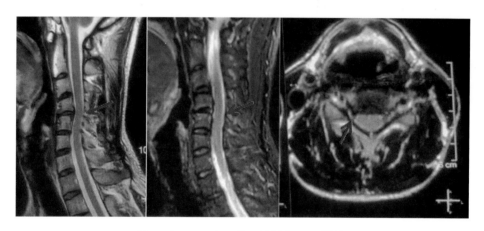

图 3-11　2021 年 4 月 2 日复查 MRI 图像

按：患者颈部疼痛牵及右上肢乏力麻木 1 个月，病程短，初诊时舌红，苔薄腻，脉弦滑。颈椎 MRI 提示颈椎生理弧度变直，C4-C5 椎间盘巨大突出，突出物较大，压迫硬膜囊，突出率 70.2%。右手霍夫曼征（＋），伴有右上肢乏力，为早期脊髓型颈椎病表现，治疗期间密切观察，未出现中重度脊髓型颈椎病症状。予以消髓化核汤加减益气活血，化痰利湿。1 个月时疼痛症状好转，4 个月时症状基本消失，1 年随访复查 C4-C5 椎间盘巨大突出消失，经保守治疗后，症状明显缓解。在治疗过程中口服西药时间 4 周，口服中药 128 剂，1 年吸收率 100%。中医药治疗早期脊髓型颈椎病，一则可以让突出的椎间盘达到无炎症化，即减轻疼痛，二则可以达到无致压化，促进颈椎间盘重吸收。中医治疗注重整体观念、辨证论治，"异病可以同治"。对于颈椎间盘突出症的治疗，同样可以在消髓化核汤的基础上加减而成。突出物虽大，有时亦可通过保守治疗，发生重吸收。在临床决策过程中，提出"一等，二看，三治疗"

的策略，以免过度手术。大多数患者都可经保守治疗缓解症状，甚则治愈疾病。姜宏在临床中注重运用化痰祛湿，利水消肿功效的中药，可以减轻神经根的水肿、改善炎症风暴引起的疼痛，好比抽掉了压死骆驼的最后一根稻草，这正是抽掉了压迫脊髓或神经根的一根根稻草；化痰祛湿可以降解椎间盘组织中的细胞外基质，促进突出椎间盘重吸收，并且改善脊髓或神经根周围的微环境、微循环及其与周围组织粘连。

验案五　消髓化核汤治疗混合型颈椎病

朱某，男，63 岁。

[初诊] 2024 年 2 月 24 日。

主诉：颈部疼痛麻木伴右上肢酸痛无力 1 个月。

病史：患者于 1 个月前出现颈肩部疼痛伴右侧上肢麻木、无力。近日症状稍加重，行走无踩棉感，胸部无束带感，食纳可，夜寐不佳。

查体：颈部生理弧度变直，颈后压痛（+），右侧椎间孔挤压试验（+），右侧神经根牵拉试验（+），右侧霍夫曼征（+），右上肢肌力Ⅳ级，膝反射、踝反射正常，双侧巴宾斯基征（－）。舌红，苔黄腻，脉弦滑。

MRI 表现：颈椎生理弧度变直，C5-C6 椎间盘巨大突出。突出物超过椎体后缘 8 mm 以上，边缘整齐；突出物较大，压迫硬膜囊；突出率 71.2%（图 3-12）。

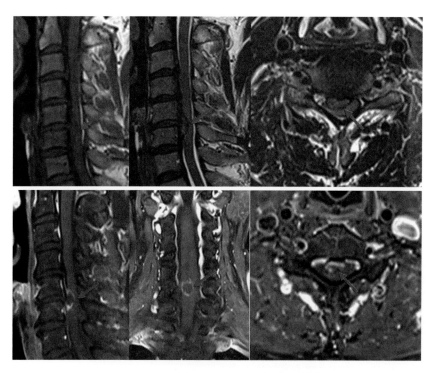

图 3-12　2024 年 2 月 24 日初诊 MRI 图像

诊断：C5-C6 颈椎间盘突出症（早期脊髓型颈椎病混合神经根型颈椎病）。

治法：益气逐瘀，清热利湿。

处方：消髓化核汤合四妙丸加减。生黄芪 30 g，当归 10 g，防己 10 g，威灵仙 30 g，木瓜 20 g，烫水蛭 6 g，白芥子 6 g，川牛膝 10 g，猪苓 10 g，茯苓 10 g，生薏苡仁 10 g，炒苍术 10 g，黄柏 10 g，酸枣仁 15 g。14 剂，每日 1 剂，分 2 次饭后温服。

乙哌立松片 50 mg，每日 1 次，口服 2 周，疼痛缓解即停药。甲钴胺片 500 μg，每日 3 次，口服 2 周。迈之灵片 300 mg，每日 2 次，口服 2 周。

颈托固定。

[二诊]（2024 年 3 月 12 日）患者服药 2 周后疼痛明显缓解，二诊时颈部稍感疼痛，右上肢麻木，夜寐可，情况明显好转，舌质淡红，苔薄白，脉弦。

查体：右侧椎间孔挤压试验（＋），右侧臂丛牵拉试验（＋），右上肢霍夫曼征（＋）。

处方：消髓化核汤加减。生黄芪 30 g，当归 10 g，防己 10 g，威灵仙 30 g，木瓜 20 g，烫水蛭 6 g，白芥子 6 g，川牛膝 10 g，猪苓 10 g，茯苓 10 g，生薏苡仁 10 g，天麻 10 g，葛根 15 g。14 剂，每日 1 剂，分 2 次饭后温服。

甲钴胺片 500 μg，每日 3 次，口服 2 周。

颈托固定。

[三诊至十诊]（2024 年 3 月 26 日—2024 年 5 月 29 日）患者去除颈托，续服二诊方，每半个月复诊一次，疼痛麻木症状逐渐消失。十诊时颈部疼痛不显，双上肢麻木较前明显减轻。

查体：双侧椎间孔挤压试验（－），右侧臂丛牵拉试验（＋），右侧霍夫曼征（＋）。

MRI 表现：复查影像学提示 C5-C6 椎间盘突出较前缩小，右侧神经根部分受压；突出率 30.6%（图 3-13）。

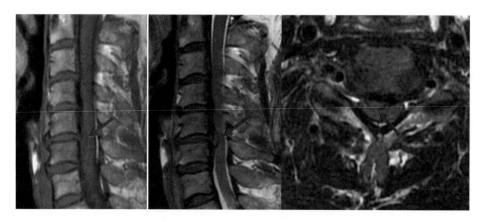

图 3-13　2024 年 5 月 29 日复查 MRI 图像

处方：消髓化核汤加减。生黄芪 30 g，当归 10 g，防己 10 g，威灵仙 30 g，木瓜 20 g，烫水蛭 6 g，白芥子 6 g，川牛膝 10 g，猪苓 10 g，茯苓 10 g，生薏苡仁 10 g，天麻 10 g，葛根 15 g。100 剂，每日 1 剂，分 2 次饭后温服。

嘱患者减少低头工作时间，做适当的颈部后伸练习。

［十一诊至十四诊］（2024 年 6 月 11 日—2024 年 9 月 17 日）患者继续隔日服用二诊方 3 个月，颈部疼痛、麻木症状完全消失。

查体：颈后压痛不显，双侧椎间孔挤压试验（－），右侧臂丛牵拉试验（－），右侧霍夫曼征（＋）。

处方：消髓化核汤加减。生黄芪 30 g，当归 10 g，防己 10 g，威灵仙 30 g，木瓜 20 g，烫水蛭 6 g，白芥子 6 g，川牛膝 10 g，猪苓 10 g，茯苓 10 g，生薏苡仁 10 g，天麻 10 g，葛根 15 g。42 剂，每日 1 剂，分 2 次饭后温服。

［十五诊］（2024 年 10 月 23 日）8 个月后随访，患者颈椎病未复发。

查体：颈后压痛不显，双侧椎间孔挤压试验（－），右侧臂丛牵拉试验（－），右侧霍夫曼征（±）。复查 MRI 平扫显示突出物明显重吸收，突出率 10.2%，吸收率 85.7%（图 3-14）。

按：患者颈部疼痛麻木伴右上肢酸痛无力 1 个月。颈后压痛（＋），右侧椎间孔挤压试验（＋），右侧神经根牵拉试验（＋），右侧霍夫曼征

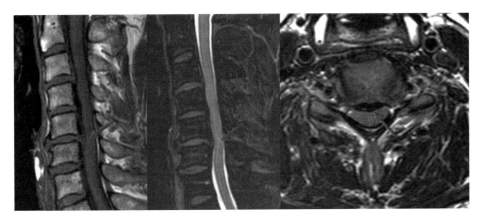

图 3-14 2024 年 10 月 23 日复查 MRI 图像

（＋），右上肢肌力Ⅳ级，诊断为早期脊髓型颈椎病合并神经根型颈椎病。临床中颈椎巨大突出，往往呈混合型发病，出现霍夫曼征（＋）往往提示为脊髓型颈椎病发病的早期，需要密切观察。初诊时舌红，苔黄腻，脉弦滑，证属湿热证，予以消髓化核汤合四妙丸加减治疗，2 周后待湿热症状好转后，去四妙丸，加天麻、葛根以增强活血通络之效。经保守治疗后，患者症状明显缓解。巨大型颈椎间盘突出症，脊髓压迫严重，治疗期间密切观察病情变化，未出现中重度脊髓型颈椎病症状。对于颈椎病缓解期及恢复期的预防也是必不可少的。嘱咐患者枕头应该是能支撑颈椎的生理曲线，并保持颈椎的平直，亦可去枕平卧，卧硬板床；保护颈部，避免"挥鞭样"损伤；适当行颈部功能锻炼，比如做"米"字操；注意颈部保暖，颈部受寒冷刺激会使肌肉血管痉挛，加重损伤。此外，对于颈椎病的治疗，葛根必不可少。葛根，味甘、辛，性凉，归脾、胃经，常用于治疗外感发热头痛、项背强痛、口渴、消渴、麻疹不透、热痢、泄泻、高血压、颈项强痛等症。葛根对于缓解肌肉痉挛有很好的效果，《伤寒论》痉证中刚痉出现的"项背强直"用葛根汤来治疗也说明了这一点。此外，葛根还有一定的通经活络作用，多数颈椎病都与感染风寒，阻滞气血经络相关，《神农本草经疏》记载：葛根"发散而升，风药之性也，故主诸痹"，可见此处大量使用葛根意在解肌疏风通络。

第四章

腰腿痛临证经验

腰腿痛是指下腰、腰骶、骶髂、臀部等处的疼痛，大多可伴有一侧或两侧下肢的放射痛或牵涉痛，所以临床上习惯称之为腰腿痛，是脊柱疾病常见的症状。腰腿痛不是一个独立的疾病，而是各种疾病可能出现的同一种症状，与脊柱相关疾病、椎旁软组织疾病以及腹腔、盆腔某些脏器的疾病相关联。腰腿痛的病因很多，西医学研究发现，腰扭伤、腰椎间盘突出、腰椎管狭窄、腰椎滑脱等都可引起不同程度的腰腿痛症状。腰腿痛的概念最早记载于《黄帝内经》中，《素问·刺腰痛》中"衡络之脉令人腰痛，不可以俯仰，仰则恐仆，得之举重伤腰"，又云："肉里之脉令人腰痛，不可以咳，咳则筋缩急。"《医学心悟》也说："腰痛拘急，牵引腿足。"临床上引起腰腿痛最多见于急性腰扭伤、腰椎间盘突出症、腰椎管狭窄症等，其中又以腰椎间盘突出症引起的腰腿痛最多。

腰椎间盘突出症引起腰腿痛，诊断必须结合临床症状、体征和影像学检查进行综合判断，姜宏治疗腰腿痛通过内治与外治相结合的综合疗法来进行，包括内服中药汤剂及中成药、腰椎牵引、针灸、中药外敷等。内治法的内容包括根据辨型、辨证、辨期用药。辨型有血瘀型、寒湿型、湿热型和肝肾亏虚型四型；辨证有痹证、痉证、痿证三证；辨期有急性期、缓解期两期。

腰椎间盘突出症根据后纵韧带是否破裂，分为非破裂型与破裂型两类。① 非破裂型腰椎间盘突出包括退变型、膨出型、后纵韧带下型等，主要特点为后纵韧带未破裂，突出物未突破后纵韧带，未与周围血运接触（图 4-1）。② 破裂型腰椎间盘突出包括突破后纵韧带型、游离型等，主要特点为后纵韧带破裂，突出物已接触血运（图 4-2）。破裂型腰椎间盘突出与非破裂型腰椎间盘突出在影像学，特别是 MRI 表现上有一定区别，破裂型腰椎间盘突出 MRI 表现为七点：① T_1、T_2 加权像及抑脂像均显示突出物较大，超过椎体后缘 5 mm 以上。② 突出物椎体后缘接触部位黑线（blackline）中断。③ 突出的髓核组织信号出现边缘毛糙不整齐。④ 如果髓核发生游离则信号发生中断。⑤ 突出物离开原椎间隙下移或上移，呈游离状，为圆形或卵圆形孤立团块。⑥ 在横断面上，破裂型突出一般也较大。⑦ 若行造影增强，在冠状面、矢状面及横断面图像上均可看到突出物边缘环状高信号，一般认为是新生血管的标志。

腰椎间盘突出后突破后纵韧带接触血运，对腰椎间盘突出症的诊治具有重要意义，故姜宏根据腰椎 MRI 判断椎间盘突出的程度，作为临床治疗腰腿痛的参考。与时俱进，其也以纤维环是否破裂为依据，来区分包容性突出和非包容性突出，从而指导临证诊治。

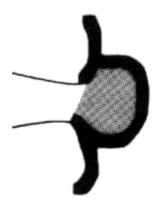

图 4-1　非破裂型腰椎间盘突出症（后纵韧带完整）示意图

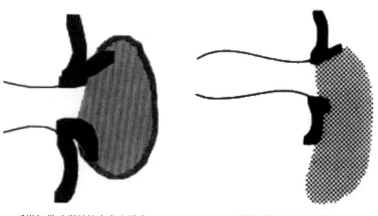

后纵韧带破裂髓核未发生游离　　　　　后纵韧带破裂髓核游离

图 4-2　破裂型腰椎间盘突出症（后纵韧带不完整）示意图

第一节　络病理论治疗腰腿痛

腰腿痛包括以腰椎间盘突出症、腰椎管狭窄症、腰椎滑脱症为主的一系列脊柱退行性疾病，其中腰椎间盘突出症引起腰腿痛较多见。姜宏长期致力于中医药促进突出组织重吸收诊疗技术的研究，通过大量病例的随访观察发现，大多数腰椎间盘突出症患者经过中医药等非手术治疗均可得到良性转归。其中游离型腰椎间盘突出症影像学表现有髓核突出体积大、位移形变明显等特征。姜宏认为这种游离的突出物是髓核入络、入督脉的一种主要表现形式，因此提出运用络病理论予以保守治疗，具有良好的疗效和临床意义。此外，人体肾络即分布于肾脏周围的络脉，肾络成为人体肾脏及生理功能的有机组成部分。"腰为肾之府"，腰椎间盘突出引起的腰痛及下肢疼痛麻木等病变与足少阴肾经和肾络的结构功能失调有关。因此，从传统中医经络理论中亦可以看出腰椎间盘突出症、腰骶神经根病属于络病范畴。

一、病因病机

腰椎间盘突出症的病因病机较为复杂，其发病多为本虚标实、络脉气血失和所致。风、寒、湿夹杂侵袭，或外伤跌仆，导致气血络脉失和，痰、湿、瘀三者痹阻，脉道不通，不通则痛；久劳阳气不足，气血生化乏源，络脉失濡，不荣则痛。姜宏根据本病具有腰痛牵及下肢，拘紧痉挛伴麻木不仁的典型特点，认为其归属于中医学腰痹、痉证等范畴。《备急千金要方》载："腰脊痛不能久立，屈伸不利。"《金匮要略》载："腰以下冷痛，腹重如带五千钱。"《医学心悟》载："腰痛拘急，牵引腿足。"以上描述与本病腰腿痛伴活动受限的临床表现极为相似。《诸病源候论》曰："劳伤则肾虚，虚则受于风冷，风冷与真气交争，故腰脚痛。"其中所描述的症状与机体络脉的病变相关，同时也指出了外感六淫邪气、肝肾气血不足是腰椎间盘突出症的主要病因。姜宏从临床实践出发，认为本病病机主要是机体元气内虚，痰、瘀、湿入络、入督脉相互胶结，即三者为重要的病理产物和致病因素。"百病多因痰作祟"，肾络督脉是痰、瘀、湿重要的交换场所，而三者均为阴邪，临床上具有病情顽固缠绵、易夹易携易瘀、易损机体阳气、易滞易积易聚、疼痛与缓解交替的致病特点，因此，强调治疗关键在于保持络脉气血运行畅通，凸显"络以通为用，以畅为顺"的理念。久病久痛皆入络，也是本病最常见的病理转归，临床可见患者的腰腿痛症状由早期胀痛向中后期刺痛或重痛转变，部位由早期不固定到中后期有明确压痛点。值得一提的是，西医学研究认为络病可能与局部微循环代谢障碍、毛细血管组织病变等相关，其中微小血管组织、自身免疫调节机制发挥着不可替代的重要作用。若脉管络道的伸缩功能障碍或血管组织自身调节结构受损，则会促使局部血液循环出现明显的运行障碍，从而出现恶性循环。

随着现代络病络脉学说研究的深入，从传统的络脉整体功能关系描述转变为结构功能关系描述，这种功能关系模式的转变，为进一步研究中医络病理论提供了新的思路和方法。细胞、亚细胞结构、活性蛋白、基因成为现代络病机制研究的主要载体。腰椎间盘突出症的病理机制中，瘀血阻络、痰湿阻络等病理变化涉及微循环障碍、血管活性物质调控异常、细胞外基质代谢异常、细胞因子等生物学内容。

二、三因辨证

腰椎间盘突出症的临床表现主要以腰腿疼痛、下肢放射痛、下肢麻木或无力为主，中医学对此也有阐述，如《素问·气交变大论》："腰背相引而痛，甚则屈不能伸，髋髀如别。"《医学心悟》曰："腰痛拘急，牵引腿足。"上述诸症与肢节络脉病变均相关。疼痛的发生虽有外邪入侵人体、血脉瘀阻等不同表现，但实质是因络脉气滞血瘀导致的气机不畅，或因络中气血运行不足致使络脉及相应组织失去濡养。对于疼痛性疾病，病程长者，疼痛性质由胀痛向刺痛或重痛转变，疼痛部位由移动转向固定不移，正如"久病入络""久痛入络"之象。患者在病程中反复发作，疼痛与缓解交替，病势缠绵难愈，实则因日久邪气羁留，致使气血瘀滞，湿浊痰邪阻于人体，致人体气血精气暗耗，脏腑虚损，则致疼痛加剧，出现下肢麻木，严重者出现下肢萎缩无力。

在上述基础上，姜宏治疗本病，尤重三因辨证，三因即痰、瘀、湿三种病理因素和病理产物，认为腰椎间盘突出症，巨大／重度尤显，急性期临床症状重，恢复期病势缠绵难愈，是由于阴阳气血失调，痰、瘀、湿三种致病因素胶着瘀滞络脉，不通则痛，久则不荣则痛。《素问·刺腰痛》曰："衡络之脉令人腰痛……衡络绝，恶血归之。"说明肾络瘀阻是本病致病过程中的重要病机和转归。"血不利，则为水"，痰、瘀、湿三者皆是阴邪，为机体代谢的病理产物，共荣共源，在一定条件下可以相互转换。一方面，瘀血日久则促使痰湿内生，痰湿瘀血随气机升降流通，易停滞、凝结于腰及下肢，妨碍气机运行，耗伤机体阳气；另一方面，脾胃为后天之本，病久脾虚，气血生化乏源，水饮湿邪遂生，湿邪缠绵重着，凝滞于腰府，以致腰腿痛反复发作难愈。瘀血久则必兼痰湿，痰湿痹阻脉络又可导致瘀血生成。由此两邪胶着搏结，气血精气暗耗，病势缠绵难愈，最终多成虚实夹杂之证。姜宏同时指出本病的辨证要点在于：巨大的髓核突出组织系痰饮、水湿、瘀血凝结于络脉而成，初期多表现为实证，伴随气血走行于周身脉络之中，无所不至，外而皮毛孔窍，内则筋骨脏腑，络脉阻滞不畅，不通则痛。病久必虚，穷必归肾，肝、脾、肾亏虚，阳气耗损，气血生化无源，腰府失去濡养，不荣则痛。

三、辨病求因，审证求络

络脉的基本生理功能是"行气血"，络脉的气血通畅调达对维持人体的生命活动和保持机体内环境稳定具有重要作用。由于络脉的生理特点和其运行气血的生理功能，络脉致病的特点往往表现为易滞易瘀、易入难出、易积成形，其病理实质可概括为"不通"。因此，从络脉的致病特点及病理表现出发，络病治疗的根本目的在于保持络脉中气血运行通畅，即"络以通为用"的治疗原则。而活血化瘀类药物正符合契机，具有破除宿血，消肿定痛的功效，如乳香既入血分，又入气分，能行血中气滞，化瘀镇痛，宣通脏腑之气血，透达经络。没药能推陈出新，散血消肿定痛等。现代药理研究亦证实，活性化瘀通络类药物具有镇痛、消炎，加速炎症渗出排泄的作用。其可通过保护微血管内皮细胞，调节血管活性物质的释放，抑制炎症因子的激活，从而影响血管的舒缩、凝血及纤溶功能，达到改善微循环的目的。

中医学络病理论源远流长，首见于《黄帝内经》，之后吴门医派叶天士等进一步总结完善了络病学说，从而形成了较为全面的络病理论。腰椎间盘突出症多表现为肾脉郁滞及功能结构异常。中医学经络理论认为，人体经络皆贯通于肾而络于腰脊，其中肾络广泛分布于肾脏周围。腰为肾之府，腰府功能强健须依赖肾中气血、精气滋养。故临证时需要紧紧把握腰椎间盘突出症自身病变与肾络结构功能异常的关系，辨证施治，方可达到事半功倍之效。西医学研究也发现椎间盘周围的血管系统与络病理论中孙络的功能结构密切相关，由此可以得出腰椎间盘突出症归属于中医学络病范畴。《临证指南医案》曰："初为气结在经，久则血伤入络。"姜宏认为新病亦可入络，不通则痛。初期腰椎髓核组织突出，机械压迫神经根，导致微循环障碍及代谢异常，神经根周围缺血、缺氧伴水肿充血，炎性疼痛介质集聚，气血运行不畅而致腰腿痛；在发病过程中，局部毛细血管血栓进一步加重微循环障碍，导致筋骨脉络失濡，局部缺血、缺氧，久则脊柱周围神经根营养欠佳、功能结构异常，即久病入络，不荣则痛。络病理论认为络脉是病理产生、变化转换和代谢的重要场所，津凝痰结、痰湿阻络也是病理产物不断产生、过度积聚及异常分布的一种重要结果。西医学研究发现，痰湿凝结阻络的表现为人体正常细胞外基质的不断聚集，与络病机制吻合。姜宏通过长期临床实践发现，腰椎间盘突出症病理机制复杂，临床病势缠绵难愈，痰饮、水湿、瘀血等致病产物作用于机体络脉，即可导致痰湿阻络、瘀血阻络等病理变化的产生，进而诱发腰腿痛。在气血为先导的基础上，姜宏提出腰椎间盘突出症的络病机制为瘀、虚、痰、湿，即邪气侵袭导致络脉气血阴阳失调，故临证时多采用络病理论指导治疗，提出以疏导督络为治疗大法，督络气血通畅条达则诸痛皆除。

四、标本兼施，善用风药

中医学理论认为络脉是机体气血运行的通道和路径，其结构功能正常，可以维持机体生命活动及内环境的稳定。姜宏认为，对于腰椎间盘突出症患者而言，无论新病久病、外感内伤、寒热虚实，其病理不离乎络，均可概为督络受损，气血失和。"病在络脉，例用辛香"，芳香之品味辛性发散，可以发挥领药入络，祛除病所之邪的效果。因此，姜宏从临床实际出发，喜用风药治疗本病，疗效显著，形成独特的用药风格。这里的风药是指具有类似风特性、禀性轻灵、走散无定的一类药物，该类药物具有"升散透窜，走行灵动"的特性，上行下达，贯彻内外，尤为精当。风性主动，走而不守，风药味辛，性升散，轻而扬之，能够开宣，祛除表里之邪。风药可以直接作用于血分，改善微循环。历代医家对风药的消瘀逐滞之效在文献中有一定的记载，《神农本草经》中记载荆芥可"下瘀血"，麻黄有"破癥坚积聚"之效，《本草再新》云桂枝具有"温中行血"之功等。西医学研究发现，大多数风药可以扩张局部微血管，改善血管壁的通透性和生理结构，减轻脉管中血液的黏稠度等。《黄帝内经》曰"风能胜湿"，痰湿是腰椎间盘突出症重要致病因素之一，风药性温，燥能胜湿。为增强临床疗效，姜宏多在辨证论治的基础上，加入桂枝、防风等通阳泄湿之品，以助机体清阳之气升发。

此外，腰椎间盘突出症后期腰腿痛顽固不愈，病势缠绵，痰湿瘀滞络脉，疼痛必难以根除，即"久病入络"。针对入络之病，非一般草木可奏效，叶天士曰"借虫蚁血中搜逐，以攻通邪结"。姜宏以此为据，临床常辨证加入小剂量的血肉有情之品以养血祛邪搜络，祛痰除瘀，多选用地龙、水蛭等虫类药物，取其独特的生物活性，通经活络，从而达到事半功倍的效果。

五、衷中参西，化裁古方

姜宏在总结前人经验的基础上，依据吴门络病特点，以疏通督脉为大法，研制成专方消髓化核汤（生黄芪30 g，防己10 g，当归10 g，川芎 15 g，地龙 10 g，水蛭 6 g，白术 10 g，威灵仙 30 g，木瓜 10 g，白芥子 6 g）加减治疗。方中君药生黄芪、炙黄芪引领督脉阳气升提，宣通络道，驱邪而不伤正，促进和体现了络脉"溢奇邪"的作用。防己祛风除湿利水；当归补血祛瘀通络，恢复气血津液宣通状态；白芥子化痰利气，散结通络，祛皮里膜外之痰，三者共为臣药。川芎助当归活血祛瘀通络，中开郁结，旁开血络，为血中之气药；水蛭、地龙辛温性燥，灵动迅速；白术、木瓜、威灵仙舒筋活络，健脾除湿，脾健湿除则络畅，共为佐药。以上诸药合用，顽疾得除。临床随症加减治之，若病程日久，腰部酸痛或隐痛，遇劳加重，脉沉，属肝肾亏虚证者，常在辨证基础上加用肾四味（淫羊藿、补骨脂、菟丝子、枸杞子各 15 g）；若疼痛剧烈伴痉挛，舌暗红，苔白腻，脉弦紧，属寒湿证者，加用乌星止痛汤（制川乌、制南星各 6 g）；若伴肌肉轻度拘紧，头晕乏力，舌淡，苔薄白，脉细，属血不藏肝者，重用当归至 20 g，加用芍药甘草汤（炙甘草、炒白芍各 15 g）；若伴口渴喜冷饮，舌红，苔黄腻，脉滑数，属湿热证者，加用四妙丸（川牛膝、盐黄柏、薏苡仁各 15 g，苍术 10 g）；若伴肌张力高，局部肌肉拘挛，加用牵正散（制白附子 10 g，全蝎 3 g，僵蚕 5 g）；若肌肉萎缩，肌张力明显降低，病势缠绵难愈，腱反射减弱或消失，属肾精亏损证者，重用黄芪至 60～120 g，加用虎潜丸补肾、强筋骨。此外，若患者舌紫暗，有瘀斑或有紫气，腰腿痛以刺痛或夜间疼痛为主者，临床上常酌加小剂量桃仁、红花，借鉴补阳还五之义，以祛瘀生新。

目前国内外关于腰椎间盘突出症重吸收现象及保守治疗的文献报道仍属少数，姜宏团队对 409 例游离型腰椎间盘突出症患者进行 1～10 年的随访观察，采用消髓化核汤为主进行 2～6 个月的保守治疗，其中 320 例下腰痛明显改善（改善率 78.2%），189 例出现突出髓核体积缩小（占 59.1%），85 例突出髓核消失（占 26.6%）。临床随访研究结果表明，消髓化核汤能有效缓解临床症状，经普通和磁共振增强扫描复查，结果显示突出的髓核体积缩小，甚至全部消失，从而降低椎管内压力，解除对髓核及侧隐窝内神经根的机械压迫，缓解临床症状。这为中医药保守治疗的有效性提供了有力论证。姜宏结合临床经验，认为对于腰椎间盘突出症也需要进行辨证施治、因人制宜，提出适合患者的个体化方案，同时注意到其"双刃剑"的特性，高度重视病程中的潜在风险，因病制宜。西医学研究发现中医药治疗腰椎间盘突出症的机制在于释放椎管内压力，减轻髓核局部无菌性炎性刺激及充血水肿、瘢痕组织粘连、髓核突出组织机械压迫，改善神经根缺血、缺氧，从而修复神经、缓解腰腿痛。此外，姜宏提出，临床上不可过度注重影像学变化，甚至做"影像学"手术，抑或仅仅根据中药现代药理学研究指导临床，而不重视患者的个体症状、体征，忽视中医学辨证论治的精髓，会在很大程度上降低治疗效果，也给患者带来经济上和心理上的压力和负担。

虽然腰椎间盘突出症的病因病机、临床表现、病理转归或有所不同，但"络以通为用"的理念贯穿本病治疗的始终，其关键在于恢复络脉"行气血""以通为用"的生理功能。消髓化核汤通过调达络脉中的气血运行，发挥滋润濡养灌注作用，促进突出髓核组织重吸收，也是现代运用络病理论指导腰椎间盘突出症治疗的新诠释。叶天士说："医不知络脉治法，所谓愈究愈穷矣。"如何有效将现代药理研究与络病理论有机结合，指导临床准确辨证施治，阐述作用机制，是我们未来努力的方向。

第二节　从多维度辨证论治腰痛的研究

一、从痹证、痉证、痿证论治腰椎间盘突出症

姜宏在多年的临床实践中，结合中医四诊和西医体格检查，将本病分为痹证、痉证、痿证三个证型，对本病的临床表现进行了高度概括，并将此法运用于临床，取得良好疗效。

（一）痹证

1. 中医四诊　腰部疼痛麻木牵及腿足，伴僵硬、活动不利，甚则卧床不能翻身，站立不能行走。偏寒湿者，腰腿冷痛，阴雨天加重，舌质紫暗，苔白微腻，脉弦紧；偏湿热者，腰腿痛伴有热感，遇热痛甚，口渴，舌质红，苔黄腻，脉濡数。

2. 西医体格检查　腰部压痛（＋）、叩痛（＋）、向单侧或双侧下肢放射痛（＋），腰部活动受限，直腿抬高 30°～60°，下肢感觉减退，或痛觉过敏。

3. 证机概要　多见于急性期。外感风寒湿热之邪，或湿邪蕴久化热，痹阻经络，气血受阻，不通则痛。血运不畅，瘀血内阻，新血不生，肢体麻木不仁。

4. 代表方　独活寄生汤加减。

5. 方解　独活寄生汤为孙思邈《备急千金要方》中治疗风寒湿痹型腰痛的经典方剂。方中独活为君，取其伏风，善祛下焦与筋骨之风寒湿痹；伍以细辛发散阴经风寒，搜剔筋骨风湿而止痹痛；防风祛风邪以胜湿；秦艽除风湿而舒筋；桑寄生、杜仲、牛膝祛风湿，兼补肝肾；当归、川芎、熟地黄、白芍养血又兼活血；人参、茯苓补气健脾；桂心温通血脉；甘草调和诸药。

6. 随症加减　若寒湿痹痛剧烈，还可酌加小活络丹增强止痹痛之功。如风湿热痹或湿从热化，则去桂枝、细辛，另加四妙丸清热燥湿。若下肢麻木较甚，则加用生炙黄芪、川芎、地龙等益气化瘀通络，促进神经

功能恢复。

7. 现代药理研究　动物模型研究表明，独活寄生汤具有良好的抗炎、镇痛作用，并能调节免疫。中药独活中含有香豆素类成分，具有抗凝作用，能改善微循环。四妙丸中，薏苡仁的有效成分薏苡素有较好的解热作用，怀牛膝有明显的抗炎消肿作用。全方能减轻炎症反应、改善肿胀情况。宣痹汤具有很好的抗炎、解热作用；能麻痹骨骼肌，有镇痛作用；并可调整免疫功能；对改善微循环，促进组织液回流、吸收也具有显著的作用。

（二）痉证

1. 中医四诊　腰腿拘挛作痛，肌肉紧张；甚则疼痛拘急，由腰部引至腿足，不能活动。可伴有胸闷不适，腰痛连胁，目赤肿痛，头晕，血压升高等。舌质红，苔黄腻或白腻，脉弦。

2. 西医体格检查　腰背强直，活动受限，腰部及下肢肌张力增高，下肢"吊筋感"，直腿抬高 <30°、腱反射亢进、髌阵挛、踝阵挛等。

3. 证机概要　多见于急性期。肝血不足，虚风内动，或肝经风热，致风中经络，筋脉拘挛，或肝郁气滞，经络不畅，肢节运动不利。

4. 代表方　牵正散加减。

5. 方解　牵正散本为《杨氏家藏方》中治疗口眼歪斜的方剂。全蝎、白附子、僵蚕共奏息风镇痉，化痰散结，通络止痛之功，可为痉证所用。另加白芍、甘草缓急止痛，和营生新；木瓜、威灵仙祛风除湿，舒筋活络；水蛭、地龙、蜈蚣通络散结，祛瘀生新，并增强息风止痉之力。

6. 随症加减　若疼痛剧烈，加用制川草乌、制南星等通络散结止痛。若肢体困重不舒，则可加海桐皮、泽兰利水通经。

7. 现代药理研究　牵正散中全蝎、白附子、僵蚕、白芍均有抗惊厥、解痉作用，有利于神经系统的修复；僵蚕、地龙、水蛭等抑制血小板聚集，活血抗凝；此外，白附子、僵蚕、白芍也具有一定的抗炎作用。上海中医药大学脊柱病研究所也曾做过动物实验发现，痉证方对脊髓压迫后神经细胞的凋亡有抑制作用。研究还发现，徐长卿配伍全蝎通过解痉、镇痛等药理机制，能明显缓解腰椎间盘突出后的神经根受压症状。

（三）痿证

1. 中医四诊　腰肌无力，有空虚感；下肢麻木，行走无力，甚则半身不遂，半身无汗。可伴畏寒怕冷，纳食减少，耳鸣盗汗，腰膝酸软等。舌质淡，苔白，脉沉细或细弱。

2. 西医体格检查　腰部活动后酸痛，下肢感觉减退，肌肉萎缩，拇趾背伸及跖屈肌力减弱，腱反射消失，甚至足下垂。

3. 证机概要　多见于缓解期。腰椎间盘突出症久病，或反复发作致脾胃虚弱，肝肾亏虚，痰湿内生，脉络瘀阻，骨髓空虚，筋肉失养，腰脚痿弱不用。

4. 代表方　补阳还五汤合参苓白术散加减。

5. 方解　黄芪、当归大补气血，桃仁、红花活血化瘀，赤芍、地龙通络止痛。"治痿独取阳明""脾主四肢肌肉"，痿证的治疗当以脾胃为要，故另加党参、茯苓、白术、山药、莲子肉、砂仁、桔梗、大枣、甘草健脾和胃，运脾开胃。脾胃为后天之本，气血生化之源，脾胃得健，则宗筋得润，筋脉通利。

6. 随症加减　久病气血亏虚，可加大黄芪、当归用量，补气活血。肝肾亏虚，腰膝酸软较甚者，加用肉苁蓉、桑寄生、川牛膝补益肝肾。

7. 现代药理研究　补阳还五汤能促进再生神经中血管的生长，改善血供，增强机体应激能力和免疫能力，降低线粒体耗氧，延长细胞存活时间，促进周围神经的修复与再生，用于腰椎间盘突出症术后遗留下肢麻木症状的缓解。

二、从督脉、膀胱经论治腰椎间盘突出症

（一）从督脉论治

腰椎间盘突出症属于"督脉病"范畴，其临床表现、生理解剖基础、病理变化与督脉关系密切。近些年以督脉理论为指导治疗脊柱疾患运用广泛，按照"虚则补之，实则泻之"的治疗原则，总结国内诸位学者的治疗经验，从督脉论治腰椎间盘突出症大致可以分为强督与通督两个方面。

（二）强督挺脊

督脉与腰椎间盘突出症关系密切，其中督脉虚是发病的基本病机。正如《杂病源流犀烛》所言："背伛偻，年老伛偻者甚多，皆督脉虚而精髓不充之故。"运用强督的治疗原则，国内学者治疗经验介绍如下。

1. 补肾强督 梁祖建等[16]认为督脉联络诸经，通过分支与肾相连，肾为命门，内藏元阳，是全身脏腑器官的动力。命门功能实际上是督脉之气与肾中动气结合的综合功能。督脉功能正常，脉气调和，气血充盛，四肢得以濡养。督脉气血失调，肾不能主骨生髓，筋脉失养而致腰腿痛。故腰椎间盘突出症多责之于肾虚，治以补肾强督。

李彩华等[17]认为腰椎间盘突出症术后残余症状以督脉亏虚为本，督脉亏虚致气血运行不畅，郁而成瘀，阻滞脉络，使肌肉、筋骨不得督脉气血濡养而产生疼痛麻木等症状。通过补肾强督法治疗腰椎间盘突出症术后残余症状，疗效显著。

2. 温养督脉 张晓洁等[18]运用温养督脉法治疗虚痹型腰椎间盘突出症取得良好疗效。其认为督脉阳虚是腰椎间盘突出症发病的基本病机，风、寒、湿三气为发病之诱因，血瘀是重要的环节。运用温养督脉法治疗脊柱退行性疾病可以振奋肾阳，疏通经络，调节气血，使虚实得调，阴阳平衡，使肾经、督脉经气充盈，从而祛除外邪积聚，有效地缓解症状，改善脊柱功能。此外，史鹏亮等[19]在温养督脉法指导下，运用健步强督汤治疗腰椎间盘突出症，对于临床症状及相关实验室指标的改善疗效显著。

（三）通督调脊

督脉是腰椎间盘突出症的经络学基础，督脉调畅，气血运行正常，其生理功能才能正常发挥。瘀血、痰湿等病理产物阻塞督脉，凝滞不通，遂致腰腿痛等临床症状的发生。因此，疏通督脉应贯穿于本病治疗的始终。总结国内学者的治疗经验，"通督"的具体治法包括疏经通督、升阳通督、调脊通督、调神通督、活血通督等。

张惠法等[20]认为腰椎间盘突出症与督脉在解剖基础及生理病理等方面具有密切联系，"疏经通督"是督脉病的治疗法则，通过治疗手段调整脊椎，以达到调整督脉气血的功能，使督脉通畅，气血调和，阳气充盈，脊骨舒展，疾病向愈，即《素问·骨空论》所谓："督脉生病治督脉，治在骨上。"

李翼等[21]认为腰椎间盘突出症的发病多与清阳失运，湿浊阻遏督脉有关。因此，对于本病的治疗应从疏通督脉，升阳祛湿立法，自拟"升阳通督法"，即通过针刺督脉相关穴位，调畅督脉，同时选择适当穴位隔姜灸，以疏通督脉、升阳祛湿的一种中医治疗方法。

林培川等[22]从"心神"方面入手，采用"调神通督"针刺疗法治疗腰椎间盘突出症。其认为，疼痛的产生与"元神之府"脑关系密切，针灸治疗疾病时要"勿忘其神"。"脑为元神之府"，从经络循行上看，督脉经均入络脑，与脑和脊髓有着密不可分的关联。形与神的协调是以十四条经络气血运行通畅为前提。针刺督脉穴具有疏通经络，调和十四经脉经气的作用，使形神皆得气血的濡养。故治以调神以"制其神，令气易行"。因此，在治疗腰椎间盘突出症等疼痛相关病症时，将"神"致病因素考虑进去，可以很好地提高临床疗效。

此外，通督的治疗方法还包括活血通督、调脊通督等[23, 24]。调脊通督与疏经通督类似，均是通过调畅督脉气血，使得疾病向愈。而活血通督，则是在调畅督脉气血的基础上着重活血化瘀的运用，以"气滞血瘀，督脉不通"为基本病机。

（四）从足太阳膀胱经论治

除督脉外，足太阳膀胱经与腰椎间盘突出症的关系也十分密切。

足太阳膀胱经起始于内眼角，向上过额部，与督脉交会于头顶。其直行经脉，从头顶入颅内络脑，再浅出沿枕项部下行，从肩胛内侧脊柱两旁下行到腰部，进入脊旁肌肉，入内络于肾，属膀胱。一支脉从腰中分出，向下夹脊旁，通过臀部，进入腘窝中。一支脉从左右肩胛内侧分别下行，穿过脊旁肌肉，经过髋关节部，沿大腿外侧后缘下行，会合于腘窝内，向下通过腓肠肌，出外踝后方至小趾的外侧末端。《灵枢·经脉》："膀胱足太阳之脉，起于目内眦，上额，交巅……其直者，从巅入络脑，还出别下项，循肩膊内，挟脊抵腰中，入循膂，络肾，属膀胱。"

足太阳膀胱经的循行分布与腰椎间盘突出症的解剖基础有着十分密切的关系，符合"经络所过，主治所及"的理论观点。

此外，足太阳膀胱经的证候表现也与腰椎间盘突出症相似，《灵枢·经脉》："膀胱足太阳之脉……是动则病，脊痛，腰似折，髀不可以曲，腘如结，腨如裂，是为踝厥。是主筋所生病者……项、背、腰、尻、腘、腨、脚皆痛，小趾不用。""踝厥"则是典型的腰椎间盘突出症急性期表现。《三因极一病证方论》中记载："太阳腰痛，引项脊尻骨如重状。"由此可见，从足太阳膀胱经论治腰椎间盘突出症有着坚实的理论基础。

足太阳膀胱经循行于督脉旁，与督脉关系密切。《素问·骨空论》："督脉者，起于少腹以下骨中央，女子入系廷之端，其络循阴器……与太阳起于目内，上额交巅，上入络脑，还出别下项。"突出了督脉与足太阳膀胱经的密切关系，说明两条经脉在背部有很多经气相通之处。膀胱经为人身之藩篱，易为外邪所侵袭，而督脉为阳脉之海，与膀胱经关系密切，在针刺治疗时，可用督脉的阳气弥补其不足。治疗时可运用华佗夹脊穴，此夹脊穴在督脉与膀胱经之间，沟通、协调两经，能振奋督脉阳气，弥补膀胱经之不足。

委中穴作为足太阳膀胱经的下合穴，对于腰椎间盘突出症的治疗具有重要的价值，其临床疗效为众多医家所推崇。《针灸甲乙经》记载："委中，在腘中央动脉，灸三壮。主腰痛，侠脊至头沉沉然……尻股寒，髀枢痛，外引季胁。"为人所熟知的《四总穴歌》则明确提出了"腰背委中求"，将委中作为腰背部疾患的通用穴位。此外，对承山穴进行针灸、按摩、指压，亦有一定的镇痛疗效。

此外，腰椎间盘突出症与肾关系密切，腰为肾之府，而膀胱与肾互为表里，因此，激发膀胱经经气，有利于肾功能的恢复，从而促使疾病向愈。

三、从肝、心论治腰椎间盘突出症

（一）腰椎间盘突出症的肝心病机

肝藏血，血养筋。《素问·痿论》："肝主身之筋膜……宗筋主束骨而利机关者也。"《素问·五脏生成》又云："诸筋者，皆属于节。"腰椎间盘具有"筋"和"节"的解剖学特点，因此，本病与肝的病变联系紧密。若肝血虚，筋脉不得濡养，就会产生腰腿疼痛及下肢筋脉拘急、痉挛麻木等症。

肝藏血，心行之，肝与心在血液的运行方面发挥了重要作用。《外科证治全书》中说："诸痛皆由气血瘀滞不通所致。"疼痛与血行密切相关，血瘀、血虚均是导致疼痛的病理改变。由于血运失调导致腰痛的原因有三：其一，由于跌仆外伤、腰部用力不当或强力负重致腰椎劳损后，瘀血阻脉，不通则痛；瘀血不除，则新血不生，血运不畅，荣养失职，不荣则痛。其二，因久病、长期过度劳损、年老体弱等原因导致气血不足，血行无力，血流瘀滞而致腰痛。其三，根据唐容川"血积既久，亦能化为痰水"的理论，痰随瘀血日久而生，加之肾肝脾不足，痰气升降流行，内而脏腑，外至筋骨皮肉，无处不到，痰瘀互结，阻滞气机，阻碍气血，不通则痛。

（二）脊病参郁，疏肝为要

中医学对于"郁证"早有研究，对"因郁致病"的认识更为丰富，郁生百病，这一观点可追溯到《素问·六元正纪大论》中的"五郁"。《丹溪心法·六郁》中述："一有怫郁，诸病生焉。故人身诸病，多生于郁。"提出致病的因素，这一广义的郁属于导致疾病产生的一切因素和病机，而狭义的郁是指情志不遂，气机郁滞。这一病因病机，多与七情相关。清代叶天士《临证指南医案·郁》中描述："七情之郁居多……其原总由于心，因情感不遂，则郁而成病矣。"而"因病致郁"是指病情迁延不愈，继而影响情志，阻碍气机，气血运行不畅。"凡五气之郁，则诸病皆有，此因病而郁也。""有病久而生郁者。"都体现了这一观点。因病致郁、因郁致病互为因果，相互影响。

对于腰椎间盘突出症患者，长期的慢性疼痛，导致患者产生影响身心健康的负面情绪，所谓"因痛致郁"。负面情绪直接影响下丘脑，内分泌系统以及自主神经系统紊乱，提高了内源性致痛物质，同时降低了抑痛物质，痛阈值明显下降，因此患者疼痛感愈发加重，所谓"因郁致病"。两者相互作用，相互影响，严重影响了患者的日常生活、工作、学习。

研究表明，超过 3 个月的慢性腰痛多伴有抑郁焦虑情绪，严重的腰痛病患者会合并出现失眠、食欲下降等躯体症状。抑郁情绪和焦虑情绪都可由慢性疼痛引起，但疼痛对抑郁的影响更大。20世纪80年代，"抑郁—疼痛综合征"的概念被提出，旨在探讨和研究疼痛和抑郁问题的因果联系，"抑郁—疼痛综合征"的机制，考虑是内分泌的异常，引起异常的原因是内源性致痛物质的增加以及抑痛物质的减少，痛阈值明显下降，因此患者疼痛感愈发加重。这个现象出现的本质原因是下丘脑被负性情绪直接影响，从而导致了内分泌系统以及自主神经系统的紊乱，形成"慢性疼痛—心理障碍—慢性疼痛加重—心理障碍加重"的恶性循环。

由于腰椎间盘突出症患者抑郁状态发生的概率较高，姜宏认为在治疗中要从"疏肝"入手，重视"解郁"的治疗，使用四七汤和柴胡疏肝散疏肝解郁。四七汤出自《金匮要略》，方中半夏化痰散结，降逆和胃；厚朴化痰燥湿；苏叶行气宽中，宣通郁结；茯苓渗湿健脾，以治生痰之源；生姜宣散郁结，和胃止呕；大枣益气健脾，养血安神。柴胡疏肝散出自《证治准绳》，方中柴胡条达肝气，为君；香附疏肝行气止痛，川芎行气兼活血，共为臣药；陈皮理气行滞，枳壳疏肝理脾，行气止痛，芍药柔肝缓急止痛，共为佐药；甘草调和诸药，为使。四七汤原为治疗妇人痰气郁结之"梅核气"，姜宏将其运用于腰椎间盘突出症的治疗，符合"因郁致病，因病致郁""百病皆生于气"的病机。

此外，姜宏崇尚叶天士"制木必先安土"的原则，在治疗本病过程中，必问饮食二级，察舌观苔，方药中每每加入陈皮、佛手、香橼、木香、砂仁等灵动之品，一来理气疏肝，二来调醒脾胃，助中焦运化，每获良效。

（三）脊病伤神，治当安神

颈腰痛等慢性筋骨病，久痛入络，耗气伤神，治当辅以宁心安神益气，临证常用开心散加味治之。开心散出自唐代《备急千金要方》，具有安神、补气、利湿、化浊之功效，由党参、茯苓、远志、石菖蒲组成。可加入柴胡疏肝散等合用治之。

四、从骨、筋、肉论治

《灵枢·经脉》："人始生，先成精，精成而脑髓生，骨为干，脉为营，筋为刚，肉为墙。"人体是由骨、脉、筋、肉等构成的一个整体，腰椎的生理功能亦是肌肉、筋骨功能协调的整体体现。现代研究认为脊柱的稳定性包括了椎体、椎间盘、关节突、韧带等提供的静态稳定性与脊柱周围躯干肌群提供的动态稳定性，动静结合，维持脊柱正常的生理功能，这与《黄帝内经》的理论是一致的。

随着椎体、关节突等结构的退变，其生物力学作用降低，腰椎失稳的发生难以避免，这是导致腰腿痛的主要原因之一。中医学认为，肾主骨生髓，腰为肾之府，退行性腰腿痛的发生与肾虚关系密切，正如《证治准绳·腰痛》："腰痛有风、有湿、有寒、有热、有挫闪、有瘀血、有滞气、有痰积，皆标也。肾虚其本也。"因此，姜宏认为临证应当从"补肾壮骨"立法，从骨论治腰痛。除了骨质疏松外，腰腿痛亦伴有肌少症，特别是中老年患者。对此，应不忘从肉论治，健脾胃，强四肢肌肉。

在腰痛的治疗中，"筋"的因素不可忽视。姜宏认为从筋论治腰痛应当注意两个方面：第一，中医理论十分重视筋与骨的关系，如《素问·痿论》"宗筋主束骨而利机关也"，因此在腰痛的治疗中应当"筋骨并重"。筋与肝关系密切，治筋当从治肝入手，筋伤动肝，骨伤动肾，因此在辨证论治的基础上宗独活寄生汤之意，或是加入杜仲、牛膝、桑寄生之类，补肝肾，壮筋骨，对于腰痛的治疗大有裨益。第二，从筋论治腰痛当有强筋与柔筋的区别。对于症见腰肌软绵、行走无力、半身不遂等，治疗应当重视强筋，药用肉苁蓉、桑寄生、川牛膝之类；症见腰腿拘挛作痛、肌肉紧张等，应当治以柔筋，药用白芍、全蝎、僵蚕之类。

目前，椎旁肌肉对于腰椎稳定性的维持以及在腰痛治疗中的价值逐渐被重视。中医学认为"久坐伤肉"，长期伏案久坐，缺乏锻炼，"肉为墙"功能的丧失是引起腰痛的原因之一。因此，在腰痛的治疗中姜宏不提倡盲目地长期卧床休息，对于破裂型腰椎间盘突出症，一般卧床以3～4周为宜，并在急性期症状改善后于平卧位积极进行腰背部、下肢肌肉的功能锻炼，从而恢复"肉为墙"的生理功能，减少肌少症的形成。

第三节 镇痛牵引下脊柱推拿治疗
腰椎间盘突出症

镇痛牵引下脊柱推拿作为一种中医治疗腰椎间盘突出症的方式，有独特疗效。研究证实，此法能明显改善腰椎间盘突出症患者的临床症状。此外，通过影像学追踪观察发现，此法还能在一定程度上促使突出物发生形变、位移、缩小，甚或消失。

一、适应证与禁忌证

（一）适应证

（1）腰椎间盘突出症初次发作，病程短。

（2）腰椎间盘突出症病程长，反复发作，虽有剧烈疼痛，但神经根损伤症状不严重。

（3）CT 或 MRI 示突出的椎间盘不超过椎管的 1/2。

（4）伴有腰椎小关节滑膜嵌顿或小关节错位。

（二）禁忌证

（1）严重或特殊类型腰椎间盘突出症，如 CT 或 MRI 示突出的椎间盘超过椎管的 1/2，椎间孔型或极外侧型腰椎间盘突出症；大块游离型突出。

（2）椎管腰椎病变：胸腰段脊髓受压、马尾神经综合征、腰椎感染、恶性肿瘤、腰椎结核、椎弓根崩裂。

（3）全身疾病：腹疝、裂孔疝、动脉瘤、严重痔疮、严重骨质疏松、急性消化性溃疡或胃食管返流、心血管疾病（尤其是未控制的高血压病）、严重的呼吸系统疾病、心肺功能障碍、孕妇以及精神病患者。

二、步骤

（一）镇痛

施行手法前 15 分钟，给予哌替啶 50 mg 肌内注射。

（二）牵引下脊柱推拿手法

1. 牵引　患者取仰卧位，使用本院研制的机械转动牵引床。缚好牵引带，设定程序，牵引量由轻至重徐徐加大。牵引量为体重的110%左右。先持续牵引3～5分钟，然后在牵引下施行相应手法。完毕，放松牵引休息5分钟，重复进行3次。

2. 手法

（1）脊柱前屈位（仰卧位）手法：① 髋膝屈曲旋转骨盆法。② 单侧髋膝屈曲法，左右各10次。③ 双侧髋膝屈曲法，两侧同时进行。④ 直腿高举法：连续被动做直腿抬高15次，角度由小至大，循序渐进，切忌暴力。最后在90°或略超过90°位作悬足压膝牵伸跟腱手法3次。左右分别依次进行。⑤ 髋膝屈曲外展外旋手法。⑥ 双侧髋膝屈曲位（蛙式位）作连续外展外旋摇晃骨盆活动15次。

施术要点：手法中，应嘱患者主动活动（或至少是主动能动意识）配合跟随术者手法，此时术者以"一、二，一、二"呈节律性（频率相当于脉搏频率）的手法进行，力图使患者被动运动与术者主动手法融合于一体。这样可减少患者肌张力的对抗性，减少手法的粗暴性，使手法同步化于机体微小血管的运动节律性，以符合机体生理学的要求。此外，通过术中心理暗示，减缓患者的紧张情绪，并可启动患者脑的下行抑制机制的积极活动，提高痛阈，有利于手法顺利完成。

（2）脊柱侧卧位手法：① 斜扳推腰法。② 腰髋后伸法。

（3）脊柱后伸位手法（俯卧位）：两助手牵引双下肢，使脊柱过伸，术者双手掌按住病变节段作上下抖动按压手法，并同时嘱助手分别作腰部顺、逆时钟方向旋转6次（图4-3）。

3. 术后处理

（1）绝对卧床休息半个月。

（2）床上练功：术后第2日开始循序渐进交替进行直腿抬高、五点式或三点式练功。

（3）内服中药或封闭对症处理。

（4）半个月后进行倒走练习。

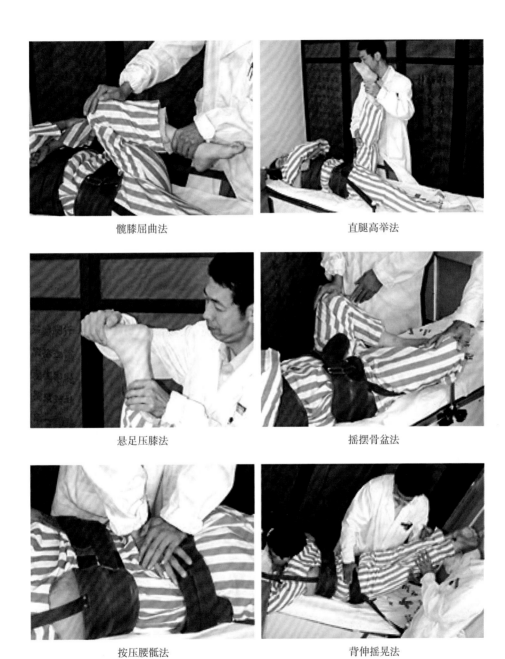

髋膝屈曲法

直腿高举法

悬足压膝法

摇摆骨盆法

按压腰骶法

背伸摇晃法

图 4-3　镇痛牵引下推拿手法图

三、不良反应处理

1. 腰背酸胀不适

（1）原因：腰背部肌肉牵拉或扭转造成局部水肿、渗出。

（2）处理：无需特殊处理，休息后症状多自行缓解，重者可适当予口服镇痛药物。

2. 胃肠道不适

（1）原因：牵引过程中交感神经受累。

（2）处理：可予甲氧氯普胺（胃复安）肌内注射，多在 24 小时后缓解。

3. 牵张反射

（1）表现：牵引结束后除去重量瞬间，患者突然感到剧烈疼痛，难以忍受。

（2）原因：重力牵引下，腰肌痉挛消失，突然去除重力引起竖脊肌反射性痉挛。

（3）处理：向患者耐心解释，让患者沉着冷静，可予哌替啶或地佐辛注射缓解疼痛，症状多在数日后自行缓解。

四、作用机制

（1）开放通道，使突出物回纳。

（2）改变突出物位置，位移形变其与神经根的毗邻关系，消除或减轻刺激神经根的刺激源。

（3）调整脊柱及骨盆，恢复脊柱的力学平衡，改变受累节段的异常受累状态。

（4）改善血液流变学，调整椎管内外微环境。

第四节　中药促进腰椎间盘突出症重吸收

一、消髓化核汤的研制

姜宏在 20 余年的临床工作中，以消髓化核汤（生黄芪 30 g，防己 10 g，当归 10 g，川芎 15 g，地龙 10 g，水蛭 6 g，白术 10 g，威灵仙 30 g，木瓜 10 g，白芥子 6 g）为主治疗椎间盘突出症。在临床及实验研究中均表明，本方对椎间盘突出的治疗卓有成效，在改善患者症状、延缓椎间盘的退变方面取得了良好的疗效。姜宏认为，消髓化核汤中生黄芪作为君药使用，取其升提中气的功效，具有祛瘀而不伤正的特点，既安全又实用，其现代药理作用研究表明，黄芪通过增加 T 淋巴细胞、B 淋巴细胞活性，可增强人体免疫反应，从而促进突出髓核的溶解，为突出髓核的重吸收提供基本条件。当归为臣药，具有活血功效，药理研究证明，当归中的当归多糖可促进红细胞生成，有利于椎间盘内新生血管芽的长入；木瓜具有祛湿通络功效，药理研究表明木瓜凝乳蛋白酶可作为髓核溶解剂，用于椎间盘手术的微创治疗；威灵仙软坚散结、祛风除湿、能消骨鲠，具有一定镇痛作用，其软坚散结功效也有助于进一步溶解突出髓核；川芎为血中之气药，有行气活血止痛功效，在药理研究中发现川芎中含有川芎嗪，具有扩张血管、清除氧自由基作用，能为椎间盘提供营养，促进椎间盘内血管芽的长入；防己祛风湿，行水，其有效成分汉防己碱具有抗炎、消肿作用；地龙既能活血又能通经络，药理研究表明其具有抗血小板聚集、改善微循环的作用；白芥子在方中的应用取其化寒痰、散瘀结功效，有利于局部血液循环。消髓化核汤能通过诱发椎间盘内炎性因子增强机体免疫功能，促使免疫细胞活跃，有助于椎间盘内血管芽的长入，促进突出髓核的重吸收。

中医经典古方研究及现代药理实验研究均表明，消髓化核汤的应用能有效治疗椎间盘突出症，有助于缓解患者临床症状，延缓椎间盘的退变，甚至促使突出椎间盘的回纳，发生重吸收现象。

二、消髓化核汤的中医理论分析

颈腰椎间盘突出症多属于中医"痹证""痉证""痿证"等范畴，一般是外感风寒、湿热之邪或跌仆损伤致气血运行不畅，不通则痛；久病入络，痰瘀湿阻滞，络脉不通，筋脉失于濡养，不荣则痛所致。根据吴门医派"络以通为用"的原则，当以"通络"为治则。按经络归经分类，消髓化核汤方中，君药黄芪甘，微温，归脾、肺经。臣药当归甘、辛，温，归肝、心、脾经；川芎辛，温，归肝、胆、心包经；防己苦，寒，归膀胱、肺经；白芥子辛，温，归肺、肝、脾、胃、心包经。佐药水蛭咸、苦，平，有小毒，归肝经；地龙咸，寒，归肝、脾、膀胱经；木瓜酸，温，归肝、脾经；威灵仙辛、咸，温，归膀胱经。

消髓化核汤中的药物大多归膀胱经、肝经、脾经。而颈腰椎间盘突出症所引起的颈项痛、腰腿痛是足太阳膀胱经的一系列表现，肝主筋、脾主四肢肌肉，颈腰椎间盘突出症主要是累及筋及肌肉所引起一系列临床症状。《素问·调经论》云："人之所有者，血与气耳。"《外科证治全书》云："诸痛皆由气血瘀滞不通所致。"巨大型颈腰椎间盘突出症的颈腰痛、放射痛、麻木等症状是"气血伤于内"的征象，气滞、血瘀阻滞络脉，络脉不通而为病。"气血"与脾经、肝经密切相关。脾主四肢肌肉，能运化水谷精微，化生气血。脾气健旺，运化正常，水谷精微充足，则气血生化有源。肝主疏泄，调畅气机，能促进血液运行，协调脾胃升降。方中君药黄芪归于脾经，用量独大，旨在益气健脾，通行气血；当归归于肝、脾经，性温液浓，可养血柔肝以复肝气；黄芪得当归之宣通使气血各有所归，当归借黄芪之升补使气旺而能血活；二药并用，一气一血，气血兼治，相互促进，相辅相成，相得益彰，内润脏腑，外运肌表，补气生血，行血活血，和血息风，补肝调肝，是气血得运，经络得通。川芎归肝经，为"血中之气药"，即助当归活血，又能行气散瘀止痛。水蛭归肝经，地龙、木瓜、白芥子同归肝、脾经，均起到活血化痰，散结通络之效。

足太阳膀胱经的循行部位及发病表现与颈腰椎间盘突出症密切相关，

符合"经络所过，主治所及"的观点。因此，亦可从足太阳膀胱经论治颈腰椎间盘突出症。方中防己、地龙、威灵仙均归属膀胱经，防己利水除湿，祛风止痛；地龙性善走窜，长于"通行经络"，可祛经络痼结之痰瘀；威灵仙可"通行十二经脉"。诸药合用，可通行膀胱经之瘀结，起到治疗的作用。综上所述，根据中医理论分析，运用消髓化核汤治疗颈腰椎间盘突出症是围绕靶点治疗疾病的体现，而促进重吸收的机制研究亦需从分子层面探究其根源。

三、腰椎间盘突出症保守治疗的适应证

随着破裂型腰椎间盘突出症保守治疗有效的临床报道不断增多，相关的基础研究也不断深入，人们逐渐认识到手术并非是该病治疗的唯一出路。重吸收现象在破裂型腰椎间盘突出症上的发现和应用为该病的治疗方式提供了另一种思路及可能。但也不得不承认重吸收的发生并非常见现象，即使已经证实破裂型突出更易发生重吸收，但发生概率也并非必然。另外，不可否认破裂型腰椎间盘突出症导致神经功能损害甚至是马尾神经综合征等后果的风险较高，那么临床上如何把控好保守治疗和手术治疗的平衡点成为诊治的关键。

手术治疗的患者多数以影像学表现为重要参考指征，但是临床医生和研究人员若过于依赖影像学作为手术指征，而忽略临床症状，单方面基于"突出巨大"的影像学表现而草率地选择手术治疗，效果并不理想。姜宏结合多年临床诊治腰椎间盘突出症的经验，发现少部分患者临床表现与影像学表现之间存在分离现象，突出物在 MRI 上显示的大小和程度，更多取决于局部氢离子的多寡，即组织的水肿程度，此种影像放大效应很容易误导医生和患者。所以影像学表现不是手术指征的唯一标准，较大的腰椎间盘突出本身也并不能代表所有手术指征，而患者疼痛的症状和神经功能损伤才是决定是否手术的主要因素。他认为对于以髓核突出为主，无进行性运动神经损伤或马尾综合征的破裂型腰椎间盘突出症，可优先选择非手术治疗。目前破裂型腰椎间盘突出症手术适应证仍有争议，姜宏通过长期临床经验总结，认为符合以下标准可优先考虑保守治

疗：① 符合破裂型腰椎间盘突出症诊断标准。② 腰腿痛症状初发或既往有腰腿痛病史，但本次为急性发作。③ 病程在 3～6 个月。④ MRI 显示后纵韧带破裂，但无进行性运动神经损伤或马尾综合征。⑤ 患者主观倾向保守治疗，并能接受相对风险。

四、临床注重增强磁共振对椎间盘突出后重吸收的预测

姜宏长期致力于巨大型颈腰椎间盘突出症的中医药治疗，开展了一系列临床与实验研究。临床研究发现，经中医药治疗的巨大型颈腰椎间盘突出症最容易发生重吸收现象，巨大型颈腰椎间盘突出症是指 MRI 显示突出物穿破后纵韧带进入椎管，椎体后缘接触部位黑线（blackline）中断，突出椎间盘超过椎管直径的 50% 以上。因此，在临床研究中，姜宏将巨大型颈腰椎间盘突出症患者作为主要研究对象，无论是采用手术（微创和开放）治疗还是非手术治疗，一经发现突出物较大，均再做 MRI 增强扫描检查，以进一步明确诊断。

MRI 增强扫描显示突出椎间盘周围环形强化信号，被称为"牛眼征"，是预测椎间盘突出后重吸收的有效手段，目前普遍认为新生血管长入及炎性反应是导致此现象的主要原因。当后纵韧带破裂时，突出的椎间盘组织进入椎管与血液循环接触，引发新生血管长入及免疫吞噬反应，为重吸收的激发创造了前提条件。实验研究发现，新生血管长入突出椎间盘引发炎性反应是发生重吸收的重要机制，椎间盘重吸收与 TNF-α、VEGF 的高表达相关。通过建立大鼠破裂型椎间盘突出模型进行基础研究，发现重吸收的机制可能为：突破后纵韧带的椎间盘组织接触到血运，自身免疫系统识别为外来抗原，引发自身免疫反应，突出的椎间盘组织发生免疫溶解；椎间盘突出后新生血管长入，产生炎性反应并聚集炎细胞使突出组织吞噬消失。消髓化核汤可以通过促进新生血管长入椎间盘突出组织，使炎性因子持续产生并聚集于突出物周围，进而促进重吸收的发生发展，为中医药治疗颈腰椎间盘突出症提供理论依据。

消髓化核汤通过增加突出髓核周围新生血管含量，激活免疫炎性反应，改善椎管内外微循环、微环境，围靶点治疗腰椎间盘突出症，起到

促进突出椎间盘组织重吸收的作用。临床实践表明，对巨大型颈腰椎间盘突出症，中药能够改善椎管内外的微循环、微环境，突出物越大经中医药保守治疗后发生重吸收的概率也越大。在对患者临床症状进行连续监测的前提下，对巨大型颈腰椎间盘突出症患者采取保守治疗是安全的。中医学的发展需要充分与现代科学技术发展相结合，利用现代技术手段为中医药治疗提供依据。

第五节　验 案 分 析

验案一　腰痛逐瘀汤治疗急性腰扭伤

陈某，男，67 岁。

［初诊］2023 年 3 月 11 日。

主诉：扭伤致腰部疼痛伴活动受限 3 小时。

病史：患者 3 小时前不慎扭伤腰部，致腰部疼痛，活动受限，躺下、起身困难，食纳可，二便正常。

查体：腰部轻叩痛，下肢无牵痛及麻木，活动受限，直腿抬高试验，左侧 80°（－），右侧 80°（－），膝、跟反射（－），病理征未引出。舌淡隐紫，苔薄白，脉弦。

X 线表现：腰椎部分椎体边缘增生，骨质连续，椎间隙未见明显狭窄，椎旁软组织密度自然。两侧骶髂关节未见明显异常（图 4-4）。

诊断：急性腰扭伤。

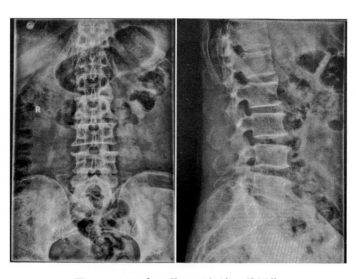

图 4-4　2023 年 3 月 11 日初诊 X 线图像

治法：行气化瘀，通络止痛。

处方：腰痛逐瘀汤加减。威灵仙 30 g，川楝子 30 g，川乌 3 g，小茴香 3 g，地龙 10 g，水蛭 6 g，防风 10 g，炙甘草 10 g，炒薏苡仁 30 g，制南星 30 g，细辛 3 g，延胡索 6 g。7 剂，每日 1 剂，分 2 次饭后温服。

配合侧卧位腰椎斜板手法，针刺腰痛点。

[二诊]（2023 年 3 月 20 日）患者诉一诊外治后症状大为缓解，回家休养后症状稍有反复，腰痛间作，但较前明显减轻，休息后缓解，纳眠可，二便正常。

查体：腰部轻痛，下肢无牵痛及麻木，下肢肌力正常。舌淡，苔薄白，脉弦。

处方：腰痛逐瘀汤加减。威灵仙 30 g，金铃子 30 g，川乌 3 g，小茴香 3 g，地龙 10 g，水蛭 6 g，防风 10 g，炙甘草 10 g，炒薏苡仁 30 g。7 剂，每日 1 剂，分 2 次饭后温服。

卧床腰背部功能锻炼。

[三诊]（2023 年 3 月 28 日）患者诉腰痛症状基本消失，活动正常，纳眠可，二便正常。嘱患者进一步腰背肌功能锻炼，忌久站久坐，防止外伤。

按：患者扭伤致腰部疼痛伴活动受限 3 小时，舌淡隐紫，苔薄白，脉弦，属气滞血瘀，不通则痛。故予腰痛逐瘀汤合乌星止痛汤。方中威灵仙舒筋活络，水蛭、地龙通络散结，金铃子活血行气止痛，防风祛风邪以胜湿，炒薏苡仁利湿健脾、舒筋除痹，甘草缓急止痛。急性期疼痛症状甚，故配合制川乌、制南星、细辛、延胡索行气止痛。配合腰部斜扳手法及针刺治疗，缓解急性期症状。一诊后患者症状大为缓解，二诊单纯予腰痛逐瘀汤行气化瘀，对症处理，嘱腰背肌功能锻炼，三诊时已经无症状。急性腰扭伤主要是椎间小关节、肌肉、韧带的急性损伤。中医药外治法具有明确的疗效，多以手法治疗为主，配合药物治疗、功能锻炼。临证可采用侧卧位腰椎斜扳手法，施术时往往可听到清脆的弹响声，腰痛一般可随之缓解。

验案二　消髓化核汤治疗腰椎间盘突出症

梅某，女，41 岁。

[初诊] 2023 年 1 月 17 日。

主诉：腰痛牵及左下肢疼痛麻木 1 个月余。

病史：患者 1 个月前劳累后出现腰痛，伴左下肢牵痛，偶有麻木，无法平卧，活动受限，纳食、二便可，夜寐一般，大小便正常。2 年前有腰椎间盘突出症病史。

查体：腰部广泛压痛，L5-S1 左侧椎旁压痛（＋），叩击痛（±），放射至左臀部及大腿后方，直腿抬高试验，左侧 30°（＋），右侧 70°（±），双侧跟、膝反射正常，双下肢肌力及皮肤感觉未见明显异常，马鞍区皮肤感觉正常，JOA 评分 10 分。舌质红，边有齿痕，苔薄白，脉弦。

MRI 表现：L5-S1 椎间盘巨大突出。突出的椎间盘在中央偏左侧，向后压迫硬膜囊，椎体后缘黑线中断。椎管最大层面面积 1.466 cm^2，突出物最大层面面积 0.936 cm^2，占椎管面积的 63.85%，突出物后缘至椎体后缘距离占椎管直径的 64.40%（图 4-5）。

诊断：L5-S1 巨大型腰椎间盘突出症。

治法：益气化瘀，行气通络。

处方：消髓化核汤加减。生黄芪 30 g，当归 10 g，威灵仙 30 g，木

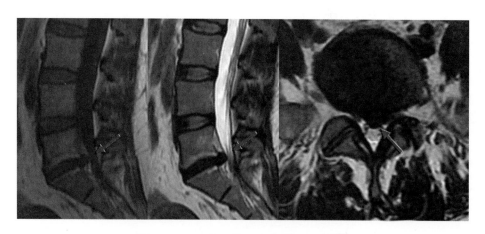

图 4-5　2023 年 1 月 17 日初诊 MRI 平扫

瓜 30 g，炒薏苡仁 15 g，炒白术 10 g，茯苓 10 g，猪苓 10 g，制地龙 10 g，川牛膝 10 g，陈皮 6 g，炙甘草 6 g，制川乌 6 g，制草乌 6 g。14 剂，每日 1 剂，分 2 次饭后温服。

迈之灵片 300 mg，每日 2 次，口服。

相对卧床休息 2 周。

[二诊]（2023 年 2 月 5 日）患者仍有腰痛，症状较前稍有缓解，久坐后可感腰部酸胀、疼痛，并牵及左下肢，大便正常。

查体：腰部广泛压痛，L5-S1 左侧椎旁压痛（＋），叩击痛（±），放射至左臀部及大腿后方，直腿抬高试验，左侧 50°（＋），右侧 70°（±），双侧跟、膝反射正常，双下肢肌力及皮肤感觉未见明显异常，马鞍区皮肤感觉正常，JOA 评分 14 分。舌质红，边有齿痕，苔薄白，脉弦。

处方：消髓化核汤加减。生黄芪 30 g，木瓜 30 g，威灵仙 15 g，大枣 10 g，当归 10 g，制地龙 10 g，川芎 10 g，炒鸡内金 10 g，陈皮 6 g，水蛭 3 g。14 剂，每日 1 剂，分 2 次饭后温服。

相对卧床休息 2 周。

[三诊至四诊]（2023 年 2 月 22 日—2023 年 3 月 10 日）患者日常起居无明显影响，续服二诊方，每半个月复诊一次，每次复诊可见腰腿痛症状较前逐渐减轻。

处方：消髓化核汤加减。生黄芪 30 g，木瓜 30 g，威灵仙 15 g，大枣 10 g，当归 10 g，制地龙 10 g，川芎 10 g，炒鸡内金 10 g，陈皮 6 g，水蛭 3 g。28 剂，每日 1 剂，分 2 次饭后温服。

[五诊至九诊]（2023 年 3 月 24 日—2023 年 6 月 3 日）患者腰痛及左下肢牵痛较初诊时明显好转，续服二诊方，每半个月复诊一次，每次复诊可见腰腿痛症状较前逐渐减轻。

处方：消髓化核汤加减。生黄芪 30 g，木瓜 30 g，威灵仙 10 g，川牛膝 10 g，炒白术 15 g，茯苓 15 g，炒薏苡仁 15 g，当归 10 g，防风 10 g，茯神 10 g，蕲蛇 6 g，制地龙 6 g，炒鸡内金 10 g，陈皮 6 g，炙甘草 6 g。14 剂，每日 1 剂，分 2 次饭后温服。

[十诊]（2023 年 6 月 20 日）患者近期抱小孩后腰痛再作，伴左下肢

牵痛，麻木较前减轻。

查体：腰部压痛较前明显减轻，L5-S1 左侧椎旁压痛（±），叩击痛（±），放射至左臀部及大腿后方，直腿抬高试验，左侧 70°（±），右侧 70°（-），双侧跟、膝反射正常，双下肢肌力及皮肤感觉未见明显异常，马鞍区皮肤感觉正常，JOA 评分 18 分。舌质红，边有齿痕，苔薄白，脉弦。

MRI 表现：L5-S1 椎间盘巨大突出。突出的椎间盘在中央偏左侧，向后压迫硬膜囊，椎体后缘黑线中断，可见稍低信号的髓核。椎管最大层面面积 1.466 cm^2，突出物最大层面面积 1.028 cm^2，占椎管面积的 70.12%，突出物后缘至椎体后缘距离占椎管直径的 71.46%。MRI 增强扫描显示在矢状位、冠状位及轴位可见环形增强区域包围整个突出髓核（图 4-6）。

处方：消髓化核汤加减。生黄芪 30 g，木瓜 30 g，威灵仙 10 g，川

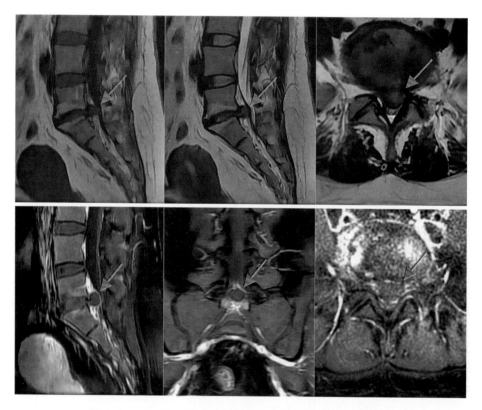

图 4-6　2023 年 6 月 20 日复诊第二次 MRI 平扫及增强图像

牛膝 10 g，炒白术 15 g，茯苓 15 g，炒薏苡仁 15 g，当归 10 g，郁金 10 g，茯神 10 g，蕲蛇 3 g，制地龙 6 g，炒鸡内金 10 g，陈皮 6 g，春柴胡 6 g。14 剂，每日 1 剂，分 2 次饭后温服。

［十一诊至十七诊］（2023 年 6 月 20 日—2023 年 9 月 10 日）患者续服十诊方 3 个月，随访时症状几乎完全缓解。

查体：L5-S1 左侧椎旁压痛（±），叩击痛（-），双侧直腿抬高试验 70°（±），双侧跟、膝反射正常，双下肢肌力及皮肤感觉未见明显异常，马鞍区皮肤感觉正常，JOA 评分 26 分。

MRI 表现：L5-S1 椎间盘巨大游离型突出明显消失，硬膜囊无明显受压，突出物最大层面面积 0.249 cm²，吸收率 75.78%，突出物后缘至椎体后缘距离占椎管直径的 22.03%，较前明显缩小，增强图像示突出物环形增强区域较前明显减小（图 4-7）。

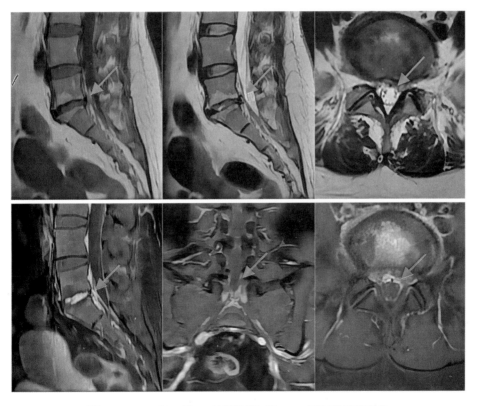

图 4-7　2023 年 9 月 10 日复诊第三次 MRI 平扫及增强图像

[十八诊至二十诊]（2023 年 9 月 27 日—2024 年 4 月 23 日）患者症状较初诊时明显好转，日常起居无影响，无腰痛，左下肢无明显牵痛麻木。

查体：L5-S1 左侧椎旁压痛（－），叩击痛（－），双侧直腿抬高试验 70°（－），双侧跟、膝反射正常，双下肢肌力及皮肤感觉未见明显异常，马鞍区皮肤感觉正常，JOA 评分 27 分。

MRI 表现：L5-S1 椎间盘巨大游离型突出明显消失，硬膜囊无明显受压，突出物最大层面面积 0.04 cm²，吸收率 96.11%，突出物后缘至椎体后缘距离占椎管直径的 11.31%，较前明显缩小，增强图像示无明显环形强化（图 4-8）。

按：患者因腰椎间盘突出症入院，既往有腰痛病史，出现左下肢根性疼痛症状仅 1 个月，MRI 显示突出物巨大，患者要求保守治疗。舌质红，边有齿痕，苔薄白，脉弦，治以益气化瘀，行气通络，初期疼痛剧

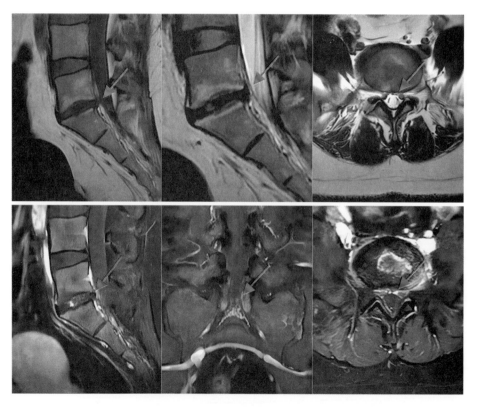

图 4-8　2024 年 4 月 23 日复诊第四次 MRI 平扫及增强图像

烈以口服消髓化核汤加制川、草乌止痛控制，辅以迈之灵消除神经根水肿，未使用甾体/非甾体消炎镇痛药。嘱患者卧床休息，并密切观察病情变化，如出现症状进行性加重或马尾综合征，及时复诊。经治疗后患者症状得到缓解，突出物发生了明显重吸收。患者 MRI 增强扫描表现出的牛眼征为局部环形强化，为游离椎间盘至硬膜外间隙引起自身免疫反应导致炎症的发生，周围形成肉芽组织。一般来讲，突出物周围环形信号增强，边缘增强的厚度越大、信号强度越高，即突出物周围血管化程度越高，越容易发生重吸收现象，这也是中医药促进重吸收的重要预测因素之一。腰椎间盘突出症的治疗，关键不是针对突出，而是要缓解或解除腰骶神经根病。

验案三 消髓化核汤治疗腰椎间盘突出症

毛某，男，37 岁。

[初诊] 2023 年 6 月 10 日。

主诉：腰痛牵及右下肢半个月。

病史：患者半个月前运动后出现腰痛，伴右下肢牵痛，卧床休息后腰腿痛无明显好转，腰部活动受限，纳食、二便尚可，夜寐一般，大小便正常。

查体：腰部广泛压痛，L5-S1 右侧椎旁压痛（+），叩击痛（±），放射至右小腿后方，直腿抬高试验，左侧 70°（−），右侧 40°（+），双侧跟、膝反射正常，双下肢肌力及皮肤感觉未见明显异常，马鞍区皮肤感觉正常，JOA 评分 10 分。舌质淡，苔薄白而厚，脉弦。

MRI 表现：L5-S1 椎间盘巨大型突出。突出的椎间盘在中央偏右侧，向后压迫硬膜囊，椎体后缘黑线中断。椎管最大层面面积 2.226 cm²，突出物最大层面面积 1.214 cm²，突出物后缘至椎体后缘距离占椎管直径的 67.64%。MRI 增强扫描显示突出物存在环形增强信号区（图 4-9）。

诊断：L5-S1 巨大游离型腰椎间盘突出症。

治法：益气化瘀，行气通络。

处方：消髓化核汤加减。炙黄芪 30 g，防己 10 g，当归 10 g，水蛭 6 g，威灵仙 30 g，木瓜 20 g，制地龙 10 g，川芎 10 g，生薏苡仁 30 g，炒薏苡仁 30 g。14 剂，每日 1 剂，分 2 次饭后温服。

迈之灵片 300 mg，每日 2 次，口服。

相对卧床休息 2 周。

[二诊]（2023 年 6 月 29 日）患者腰痛症状稍有缓解，右下肢牵痛仍作，大便正常。

查体：L5-S1 右侧椎旁压痛（+），叩击痛（±），放射至右小腿后方，直腿抬高试验，侧左 70°（−），右侧 40°（+），双侧跟、膝反射正常，双下肢肌力及皮肤感觉未见明显异常，马鞍区皮肤感觉正常，JOA 评分 14 分。

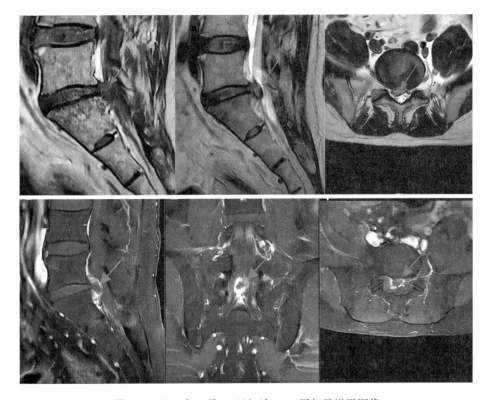

图 4-9　2023 年 6 月 10 日初诊 MRI 平扫及增强图像

　　处方：消髓化核汤加减。炙黄芪 30 g，防己 10 g，当归 10 g，水蛭 6 g，威灵仙 30 g，木瓜 20 g，制地龙 10 g，川芎 10 g，生薏苡仁 30 g，炒薏苡仁 30 g，延胡索 10 g，川楝子 10 g。14 剂，每日 1 剂，分 2 次饭后温服。

　　相对卧床休息 2 周。

　　[三诊至十诊]（2023 年 7 月 15 日—2023 年 11 月 30 日）患者腰腿痛较前减轻，日常起居无明显影响，劳累后右下肢仍稍有胀痛，每半个月复诊一次，每次复诊患者腰腿痛症状较前逐渐减轻。

　　处方：消髓化核汤加减。炙黄芪 30 g，防己 10 g，当归 10 g，水蛭 6 g，威灵仙 30 g，木瓜 20 g，制地龙 10 g，川芎 10 g。112 剂，每日 1 剂，分 2 次饭后温服。

　　[十一诊]（2023 年 12 月 14 日）患者腰痛症状较前明显好转，大便

正常。

查体：L5-S1 右侧椎旁压痛（±），叩击痛（±），直腿抬高试验，左侧 70°（-），右侧 60°（±），双侧跟、膝反射正常，双下肢肌力及皮肤感觉未见明显异常，马鞍区皮肤感觉正常，JOA 评分 22 分。

MRI 表现：L5-S1 椎间盘巨大型突出较前明显吸收，硬膜囊受压减轻。突出物最大层面面积 0.208 cm^2，吸收率 82.87%，突出物后缘至椎体后缘距离占椎管直径的 12.13%。MRI 增强扫描显示环形增强信号区较初次 MRI 明显缩小（图 4-10）。

按：患者急性期疼痛较重，在疼痛能耐受的情况下，未服消炎镇痛药物，以防消炎镇痛药物阻断突出物周围的炎性反应而影响重吸收。方中重用炙黄芪意在使气旺则血行，消瘀而不伤正。初诊时 MRI 增强扫描显示牛眼征阳性，预测重吸收可能性大，复查影像学突出物逐渐缩小，6

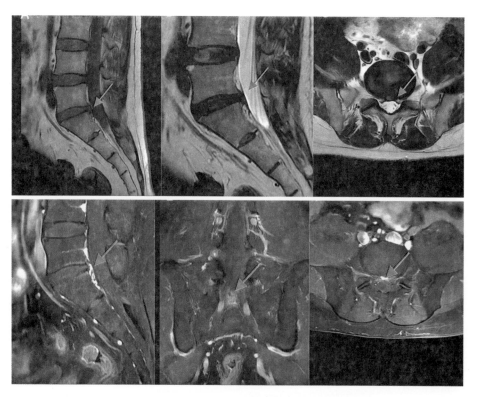

图 4-10 2023 年 12 月 14 日复查 MRI 平扫及增强图像

个月后复查突出物明显重吸收，吸收率达到 82.87%。清代医家叶天士将络病证治思想运用于临床，形成了较为全面的络病理论。破裂型腰椎间盘突出症病情复杂，病势缠绵，症状较重，与络病机制密切关联，"络以通为用"正是针对络病生理特点及络病病理实质而提出。《灵枢·本脏》云："血和则经脉流行，营复阴阳，筋骨劲强，关节清利矣。"故消髓化核汤中选用当归、川芎等活血通络之品；水蛭、地龙为血肉有情之品，具有动跃攻冲走窜之象，能入骨驱已结之瘀血，旋转阳动之气，其中，公元4世纪古罗马人就开始用水蛭治疗腰腿痛。威灵仙祛风除湿，通络止痛，从而最终恢复机体正常生理状态。

验案四 独活寄生汤治疗腰椎管狭窄症

陈某，女，85岁。

[初诊] 2023年2月12日。

主诉：腰痛伴间歇性跛行间作2年余。

病史：患者自诉2年前无明显诱因下出现腰部疼痛，渐及双下肢牵痛，下肢牵痛左右交替出现，腰部活动不利，间歇性跛行，步行距离约200 m。腰膝酸软，膝关节屈伸不利，喜暖，食纳可，二便正常。

查体：腰部叩压痛，腰部后伸受限，双下肢无牵痛，直腿抬高试验，左侧80°（－），右侧80°（－），膝、跟反射（－），病理征未引出，双下肢肌力正常。舌淡，苔白，脉弱。

MRI表现：腰椎生理曲度变直，多发椎体许莫氏结节，L2-L3、L3-L4、L4-L5水平黄韧带增厚，L2-L3硬膜囊内混杂信号，可见条状卷曲马尾神经。L2-L3、L3-L4、L4-L5、L5-S1终板炎改变，考虑为椎管狭窄致马尾神经冗余（图4-11）。

诊断：腰椎管狭窄症。

治法：益气养血，通痹止痛。

处方：独活寄生汤加减。独活10 g，桑寄生10 g，当归10 g，盐杜仲

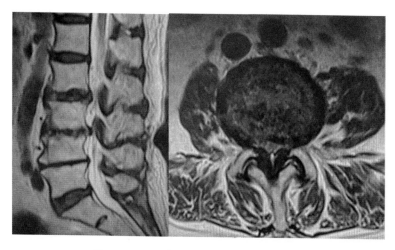

图4-11　2023年2月12日初诊MRI图像

10 g，生地黄 10 g，川牛膝 10 g，秦艽 10 g，炒白芍 10 g，太子参 10 g，防风 10 g，桂枝 6 g，细辛 3 g，川芎 6 g，茯苓 10 g，生甘草 6 g。7 剂，每日 1 剂，分 2 次饭后温服。

美洛昔康 7.5 mg，每日 1 次，口服。腰痛丸 6 g，每日 2 次，口服。

卧床休养，出现二便异常及时就诊。

［二诊］（2023 年 2 月 20 日）患者诉腰痛症状缓解，下肢牵痛症状依旧，休息后缓解，纳眠可，二便正常。

查体：腰部叩压痛，腰部后伸受限，直腿抬高试验，左侧 80°（±），右侧 85°（±），膝、跟反射（-），病理征未引出，双下肢肌力正常。舌淡，苔白，脉细弱。

处方：独活寄生汤加减。独活 10 g，桑寄生 10 g，当归 10 g，盐杜仲 10 g，生地黄 10 g，川牛膝 10 g，秦艽 10 g，炒白芍 10 g，太子参 10 g，防风 10 g，桂枝 6 g，细辛 3 g，川芎 6 g，茯苓 10 g，生甘草 6 g。7 剂，每日 1 剂，分 2 次饭后温服。

美洛昔康 7.5 mg，每日 1 次，口服。腰痛丸 6 g，每日 2 次，口服。

卧床休养。

［三诊］（2023 年 2 月 28 日）患者诉腰痛症状明显减轻，下肢牵痛症状有所缓解，稍感乏力，近期纳差，夜寐可，二便正常。

查体：腰部叩压痛，腰部后伸受限，直腿抬高试验，左侧 90°（±），右侧 85°（-），病理征未引出，双下肢肌力正常。舌淡，苔白，脉弱。

处方：独活寄生汤合圣愈汤加减。独活 10 g，桑寄生 10 g，当归 10 g，盐杜仲 10 g，生地黄 10 g，川牛膝 10 g，秦艽 10 g，炒白芍 10 g，党参 10 g，细辛 3 g，川芎 6 g，茯苓 10 g，炙黄芪 20 g，甘草 6 g。14 剂，每日 1 剂，分 2 次饭后温服。

腰痛丸 6 g，每日 2 次，口服。

卧床休养，腰背肌功能锻炼。

［四诊至六诊］（2023 年 3 月 15 日—2023 年 4 月 22 日）患者口服上方 1 个月，六诊时诉腰痛及下肢牵痛症状大为缓解，劳累后疼痛症状可加重，可步行约 500 m，自诉稍感乏力，纳差，夜寐可，二便正常。

查体：腰部轻叩压痛，腰部活动牵利，直腿抬高试验，左侧 90°（-），右侧 85°（-），病理征未引出，双下肢肌力正常。舌淡，苔白，脉弱。

处方：腰突康方合圣愈汤加减。炙黄芪 30 g，丹参 20 g，青风藤 30 g，鸡血藤 30 g，钩藤 30 g，生地黄 6 g，当归 10 g，威灵仙 30 g，金铃子 20 g，甘草 6 g。14 剂，每日 1 剂，分 2 次饭后温服。

卧床休养，腰背肌功能锻炼。

[七诊至九诊]（2023 年 5 月 9 日—2023 年 6 月 1 日）患者每隔 1 周至半个月门诊复查，末次随访时诉腰痛症状基本消失，双下肢牵痛仅劳累后出现，可正常生活，纳可，夜寐安，二便正常。

查体：腰部无明显叩压痛，腰部活动尚可，双下肢肌力正常。

按：患者腰痛伴间歇性跛行间作 2 年余，步行距离约 200 m，伴双下肢牵痛，腰膝酸软，膝关节屈伸不利，喜暖，舌淡，苔白，脉弱。患者高龄，素体肝肾不足，气血虚弱，复因痹痛日久，迁延难愈，故予独活寄生汤加减治疗。方中独活祛风湿而止痹痛；防风、秦艽祛风湿，舒筋活络；细辛温经散寒，剔骨搜风；改原方肉桂为桂枝，辛温而温通经络。本病日久耗伤气血，肝肾不足，故予桑寄生、牛膝、杜仲补肝肾，强筋骨；改原方人参为太子参，合茯苓补气健脾；当归、川芎补血活血。并予美洛昔康抗炎镇痛，缩短病程。二诊时患者临床症状缓解不显，守方续服。三诊时疼痛症状减轻，伴乏力，纳差，苔白，脉弱，故加入圣愈汤，加强补益气血之功效。六诊时患者临床症状大为缓解，改腰突康方益气活血，祛风通络，巩固疗效。末次随访时临床症状基本消失，患者恢复正常生活。腰椎管狭窄症急性发作期提倡卧床休养 2～3 周，症状严重时可佩带腰托，固定腰部及减少活动。日常生活中应当忌劳累，勿受风寒。后期可行腰背肌功能锻炼，增强腰椎稳定性。在保守治疗过程中，应当时刻关注神经功能情况，出现二便异常及时处理。

验案五　消髓化核汤治疗腰椎术后残留症状

赵某，女，37 岁。

[初诊] 2018 年 8 月 19 日。

主诉：腰椎术后左下肢疼痛麻木 1 个月。

病史：患者 2018 年 7 月 21 日行经皮内镜下髓核摘除术（percutaneous endoscopic lumbar discectomy, PELD），术后腰痛症状缓解不明显，伴左下肢麻木疼痛，经休息 1 个月后原有症状仍未缓解。

查体：术前 L3-S1 左侧棘旁压痛、叩击痛，并向左下肢放射，直腿抬高试验，左侧 45°，右侧 60°，左小腿后外侧及足背外侧皮肤感觉减退，拇趾跖屈肌力Ⅳ级，左跟腱反射较对侧减弱。确诊术后残留症状治疗前 L3-S1 左侧压痛、叩击痛（＋），直腿抬高试验，左侧 50°，右侧 70°，ODI 指数 32%，VAS 评分 6 分，双下肢肌力感觉正常。舌红隐紫，苔薄白，脉弦涩。

MRI 表现：L4-L5 椎间盘突出，突出的椎间盘为宽基底并推压硬脊膜囊。突出的椎间盘偏向左侧，神经根受压。大块的椎间盘组织向下进入 L5 椎体后方的左侧侧隐窝，左侧侧隐窝变窄，推压责任节段左侧神经根，突出体积为 467.332 mm^3（图 4-12）。

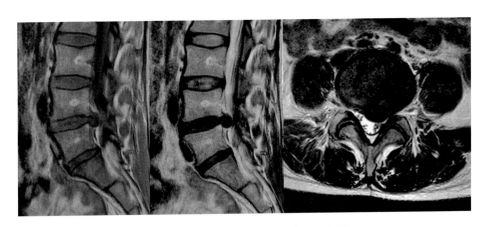

图 4-12　2018 年 7 月 21 日术前 MRI 图像

患者经 PELD 治疗后腰痛症状缓解不明显，伴左下肢麻木疼痛，复查 MRI，L4-L5 椎间盘髓核呈低信号，椎间隙变窄、髓核空虚，该椎间盘于呈低信号提示其含纤维的特性，术后残留突出组织较大，压迫硬膜囊及神经根，游离髓核呈稍高信号，位于椎管内偏左侧，脱垂的椎间盘推压左侧 L5 神经根，突出部分残留，突出物体积为 202.753 mm³（图 4-13）。

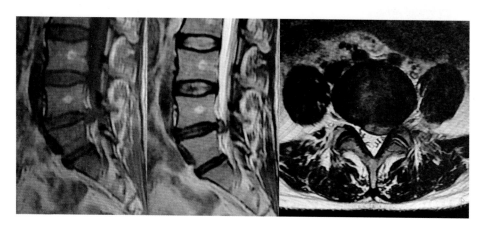

图 4-13　2018 年 8 月 19 日 PELD 术后复查 MRI 图像

诊断：腰椎间盘突出症，PELD 术后。

治法：行气活血，活血止痛，消髓化核。

处方：消髓化核汤加减。生黄芪 20 g，防己 10 g，当归 10 g，炒白芥子 6 g，川芎 15 g，威灵仙 10 g，木瓜 10 g，制地龙 15 g。14 剂，每日 1 剂，分 2 次饭后温服。

患者疼痛剧烈，不能活动，嘱绝对卧床休息 2 周。

［二诊至五诊］（2018 年 9 月 3 日—2019 年 1 月 14 日）患者服用中药方 2 周后复诊，诉腰腿痛症状改善。继续口服消髓化核汤治疗 4 个月。

［六诊］（2019 年 2 月 13 日）经卧床腰背肌功能锻炼及口服消髓化核汤治疗 4 个月后复查。

查体：腰背部无明显压痛、叩击痛，直腿抬高试验，左侧 80°，右侧 80°。治疗 3 个月后复查 MRI 显示 L4-L5 椎间盘突出物重吸收，突出体积为 26.432 mm³，吸收率为 86.96%，VAS 评分 1 分，突出椎间盘重吸收（图 4-14）。治疗 6 个月后复查腰腿痛未复发。

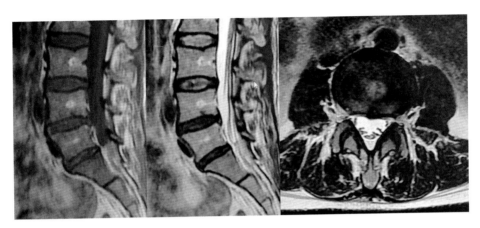

图 4-14　2019 年 2 月 13 日治疗 3 个月后复查 MRI 图像

按：患者因腰椎术后症状残留，进行保守治疗，经半年中医药治疗后残余突出椎间盘完全吸收，临床症状消失。《灵枢·本脏》云："血和则经脉流行，营复阴阳，筋骨劲强，关节清利矣。"故消髓化核汤中选用当归、川芎等活血通络之品；地龙为血肉有情之品，具有动跃攻冲走窜之象，能入骨驱已结之瘀血，旋转阳动之气；白芥子化痰通络止痛；威灵仙祛风除湿，通络止痛，从而最终恢复机体正常生理状态。姜宏总结长期临床经验，根据古方化裁而成治疗腰椎间盘突出症的专方消髓化核汤，具有益气利水，逐瘀通络，消髓化核的功效，并以黄芪、威灵仙、木瓜为促进髓核组织重吸收的专药。在辨病采用专方、专药论治的基础上结合辨型、辨证、辨期论治，可改善临床症状，促进椎间盘重吸收。此外，提高腰椎间盘突出症病情发展预测的准确性将有助于提高治疗方案的精准性、个体化。治疗方案在于实现两大目标：患者利益最大化、医疗风险最小化，而中医药治疗无疑正是最好的选择之一。

验案六　消髓化核汤治疗腰椎间盘突出症术后残留症状

布某，男，51 岁。

[初诊] 2018 年 7 月 21 日。

主诉：腰痛牵及双下肢疼痛麻木 1 个月。

病史：患者 1 个月前出现腰部疼痛牵及双下肢麻木，右侧为重，活动不利，甚则卧床不能翻身、站立不能行走，腰腿冷痛，阴雨天加重。经保守治疗 1 个月后症状缓解不明显，患者要求手术治疗，于 2018 年 7 月 18 日于本院行 PELD 手术治疗，术后患者原有症状改善不明显，双下肢仍存在疼痛麻木，于 2018 年 7 月 21 日复查 MRI，显示突出物残留。

查体：患者自述术后疼痛剧烈不能配合检查，伴双下肢麻木，直腿抬高试验，右侧 20°（+），左侧 60°（+），双下肢跟腱反射正常，马鞍区皮肤感觉正常，双下肢拇背伸肌力Ⅳ级，JOA 评分 11 分。舌淡，苔厚腻，脉滑。

MRI 表现：术前 MRI 检查示 L5-S1 破裂型椎间盘突出，大块的椎间盘组织向下脱入椎管，突出的椎间盘推压硬脊膜囊，椎体后缘黑线中断，突出体积为 533.72 mm³（图 4-15），术后 3 日复查 MRI 示 L5-S1 椎间盘髓核呈高信号，椎间隙变窄、髓核空虚，该椎间盘呈高信号，提示其血肿的特性，突出物体积约 544.89 mm³（图 4-16）。

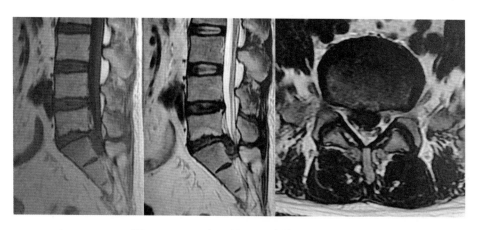

图 4-15　2018 年 6 月 26 日术前 MRI 图像

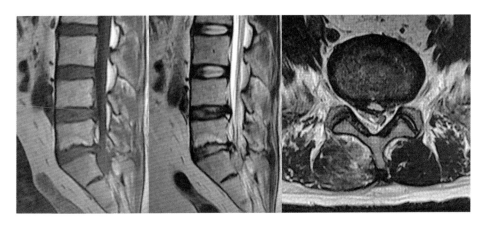

图 4-16   2018 年 7 月 21 日术后复查 MRI 图像

诊断：PELD 术后残留症状。

治法：化湿祛痰，消髓化核。

处方：消髓化核汤加减。生黄芪 20 g，防己 10 g，当归 10 g，炒白芥子 6 g，川芎 15 g，威灵仙 10 g，木瓜 10 g，制地龙 15 g。

嘱绝对卧床休息 2 周。

美洛昔康 7.5 mg，每日 2 次，口服。迈之灵 300 mg，每日 2 次，口服。1 周后停用美洛昔康、迈之灵，继续服用消髓化核汤后疼痛症状逐渐改善，活动良好，步行超过 500 m。

[二诊、三诊] 患者术后 2 周经治疗后症状明显好转。治疗 3 个月后再次复诊时复查 MRI，示突出物大部分重吸收，突出体积为 93.54 mm^3，吸收率 82.44%（图 4-17）。

[四诊] 半年后随访诉症状基本缓解，劳累或长时间站立后腰部会出现酸痛，无下肢放射痛。

查体：局部压痛（-），下肢放射痛（-），直腿抬高试验，左侧 90°，右侧 90°，指地距 20 cm，JOA 评分 27 分。

按：患者 L5-S1 椎间盘脱出症行内镜治疗，术后症状缓解不显，结合影像学检查，考虑术后血肿压迫，初期症状较重。舌淡，苔厚腻，脉滑，此为痰湿壅盛之征；湿为阴邪，其性重着黏滞，其性趋下，留滞于腰及下肢，痹阻经络，相互搏结，妨碍气血运行，不通则痛，最终因虚

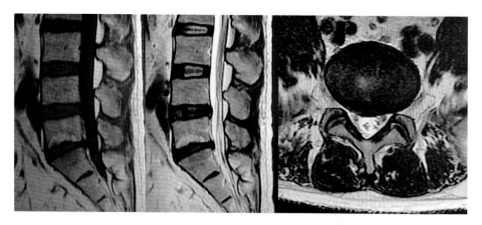

图 4-17　2018 年 11 月 17 日治疗 3 个月后复查 MRI 图像

致实、因实致虚，成为虚虚实实夹杂之证。用消髓化核汤治疗以益气逐瘀，利水通络。配合短期使用美洛昔康、迈之灵达到止痛、消除神经根水肿效果。经保守治疗后，患者症状明显缓解，突出物吸收率 82.44%。该患者急性期经西药联合中药治疗症状逐渐好转，予保守治疗 2 个月后基本恢复正常。术后血肿残留症状较重，但症状缓解速度较术后突出残留重吸收更快，这是因为口服消髓化核汤有利于术后血肿重吸收，实现临床症状缓解。

参考文献

［1］ Li H, Zhu Y, Burnside ES, et al. MR Imaging Radiomics Signatures for Predicting the Risk of Breast Cancer Recurrence as Given by Research Versions of MammaPrint, Oncotype DX, and PAM50 Gene Assays［J］. Radiology, 2016, 281: 382−391.

［2］ Coroller TP, Agrawal V, Narayan V, et al. Radiomic Phenotype Features Predict Pathological Response in Non-small Cell Lung Cancer［J］. Radiother Oncol, 2016, 119: 480−486.

［3］ Khadem NR, Karimi S, Peck KK, et al. Characterizing Hypervascular and Hypovascular Metastases and Normal Bone Marrow of the Spine Using Dynamic Contrast-Enhanced MR Imaging［J］. AJNR Am J Neuroradiol, 2012, 33: 2178−2185.

［4］ Fayad LM, Jacobs MA, Wang X, et al. Musculoskeletal Tumors: How to Use Anatomic, Functional, and Metabolic MR Techniques［J］. Radiology, 2012, 265: 340−356.

［5］ Kawaji Y, Uchiyama S, Yagi E. Three-Dimensional Evaluation of Lumbar Disc Hernia and Prediction of Absorption by Enhanced MRI ［J］. J Orthop Sci, 2001, 6: 498−502.

［6］ Macki M, Hernandez-Hermann M, Bydon M, et al. Spontaneous Regression of Sequestrated Lumbar Disc Herniations: Literature Review ［J］. Clin Neurol Neurosurg, 2014, 120: 136−141.

［7］ David G, Ciurea AV, Iencean SM, et al. Angiogenesis in the Degeneration of the Lumbar Intervertebral Disc [J]. J Med Life, 2010, 3: 154–161.

[8] Matveeva N, Zivadinovik J, Zdravkovska M, et al. Histological Composition of Lumbar Disc Herniations Related to the Type of Herniation and to the Age [J]. Bratisl Lek Listy, 2012, 113: 712–717.

[9] Haro H, Kato T, Komori H, et al. Vascular Endothelial Growth Factor (VEGF)-Induced Angiogenesis in Herniated Disc Resorption [J]. J Orthop Res, 2002, 20: 409–415.

[10] Shamji MF, Setton LA, Jarvis W, et al. Proinflammatory Cytokine Expression Profile in Degenerated and Herniated Human Intervertebral Disc Tissues [J]. Arthritis Rheum, 2010, 62: 1974–1982.

[11] Urban JP, Winlove CP. Pathophysiology of the Intervertebral Disc and the Challenges for MRI [J]. J Magn Reson Imaging, 2007, 25: 419–432.

[12] Djuric N, Yang X, El Barzouhi A, et al. Lumbar Disc Extrusions Reduce Faster than Bulging Discs Due to an Active Role of Macrophages in Sciatica [J]. Acta Neurochir (Wien), 2020, 162: 79–85.

[13] Splendiani A, Puglielli E, De Amicis R, et al. Spontaneous Resolution of Lumbar Disk Herniation: Predictive Signs for Prognostic Evaluation [J]. Neuroradiology, 2004, 46: 916–922.

[14] Cunha C, Silva AJ, Pereira P, et al. The Inflammatory Response in the Regression of Lumbar Disc Herniation [J]. Arthritis Res Ther, 2018, 20: 251.

[15] Ford JJ, Kaddour O, Gonzales M, et al. Clinical Features as Predictors of Histologically Confirmed Inflammation in Patients with Lumbar Disc Herniation with Associated Radiculopathy [J]. BMC Musculoskelet Disord, 2020, 21: 567.

[16] 梁祖建, 直彦亮. 林一峰教授从督脉论治腰椎间盘突出症经验介绍 [J]. 新中医, 2010, 42 (1): 33–34.

[17] 李彩华. 补肾强督法治疗腰椎间盘突出症术后后残余症状的临床研

究［D］.广州：广州中医药大学，2013：17-32.

［18］ 张晓洁.温养督脉法治疗虚痹型腰椎间盘突出症的临床观察［D］.
广州：广州中医药大学，2016：9-21.

［19］ 史鹏亮.温养督脉法治疗腰椎间盘突出症临床疗效观察与康复
［D］.广州：广州中医药大学，2017：27-41.

［20］ 张惠法.舒经通督推拿手法治疗腰椎间盘突出症的临床研究和机理
探讨［D］.南京：南京中医药大学，2006：64-86.

［21］ 李翼，唐慧，罗安明，等.通督升阳法治疗腰椎间盘突出症的临床
观察［J］.中国中医骨伤科杂志，2018，26（10）：66-68.

［22］ 林培川.通督调神针刺法治疗腰椎间盘突出症的临床研究［D］.广
州：广州中医药大学，2017：20-39.

［23］ 朱阳平.调脊通督针法联合三步六法推拿对腰椎间盘突出症患者疼
痛程度改善及JOA评分影响［J］.中医临床研究，2019，11（17）：
100-102.

［24］ 范筱，吴杨鹏，张俐.张俐应用活血通督汤加减治疗腰椎间盘突出
症的临证经验［J］.中华中医药杂志，2016，31（10）：4054-4057.

后　记

　　《姜宏颈腰痛临证经验撷英》一书即将问世，首先要感谢我的团队和上海科学技术出版社。

　　这是一本治疗颈腰痛的临证经验集。实践产生经验，临证要学习他人的经验，并不断创新总结经验。说到经验，必定要论及是否科学。众所周知，科学的三要素包括可证伪性、客观性和可重复性。人用经验，并非完全涵盖其三要素。根据黑格尔"存在即合理"的哲学思维，再从科学角度搞清"是什么、为什么、怎么做"，这是总结个人经验后必须思考的下一个问题，更是读者会产生的想法或疑问。

　　最近10多年来，有关颈腰痛的诊疗进展日新月异，真是"多少事，从来急，天地转，光阴迫"。我个人的经验集当然永远跟不上时代的步伐。对此，既要认识到临证经验的实用性、可鉴性，也要认识到临证经验的局限性、片面性。

　　中医药治疗颈腰痛已积累了数千年的临床经验，有章可循，有据可查，但还缺乏对科学机制的深入研究。中医药的生命力在疗效。评价中医药的治疗效果，诚然需要用科学的方法，但也有不同的声音。记得复旦大学附属华山医院张宏文教授说过："中医有这么长的历史，我认为中医应该有跨越目前评价体系的一些额外的评价方法，这一点我认为中医医生应该比我感受更深刻。如果大家老是让我来评价中医的治疗效果，我觉得我还到不了这个水平。"此言可谓实事求是，启人深思。

　　如何评价中医药？2014年中国科学技术协会名誉主席韩启德院士曾指出："就我的了解，中医是好的，但不一定是科学的。科学并不等于正确，不科学不说明它不正确。如果硬要把我们的中医跟现代科学去靠，永远使人觉得你不如现代科学，跟现代科学没法去比。科学只是人类文明发展到公元 1500 年以后，一部分地球人所认定的一种体系，而中医是中华民族几千年来所认定的体系。为什么一定要把两个体系完全等同起来呢？"他的话可谓一语中的，发人深省。这是一位资深西医大家从不同视角对中医的认识。

临证经验既体现在医疗水平，也反映在仁心厚德。我非常欣赏苏州大学附属第一医院唐天驷教授 2008 年在中华医学会骨科 COA（Chinese Orthopaedic Association）学术大会上所作的那篇精彩演讲，他在《如何鉴定脊柱外科的过度治疗》中，强调要"严谨治学，谨慎从医，良心为先，技术为后，良心与技术，更主要是良心"，其观点醍醐灌顶，再现了《大医精诚》《希波克拉底誓言》的精髓。因此，我常自勉要用心看病。

值得一提的是，尽管全书对各章节做了统筹安排，反复修改，但为了阐述方便，衔接得当，部分章节内容难免还会有一点交叉，恕不在书中逐一注明。不足之处，恳请读者指正为盼。

姜 宏

2025 年 1 月 21 日大寒